ABBAS SCHIRMOHAMMADI
SANREA STEINER

LONGEVITY

EINFACH LÄNGER JUNG BLEIBEN

Die besten Tipps aus Ernährung, Entspannung, Bewegung und Naturheilkunde

Anleitung zu den 40 Karten

Wir verzichten auf das Einschweißen unserer Kartensets – **UNSERER UMWELT ZULIEBE!**

ISBN 978-3-8434-9263-8

Abbas Schirmohammadi & Sanrea Steiner
Longevity – Einfach länger jung bleiben
Die besten Tipps aus Ernährung, Entspannung, Bewegung und Naturheilkunde

Birkenweg 14a, 64295 Darmstadt
E-Mail: gpsr@schirner.com

1. Auflage Dezember 2025

Box, Karten & Begleitbuch: Hülya Sözer, Schirner,
unter Verwendung von # 2000583734 (© ConceptCafe),
www.shutterstock.com
Lektorat: Claudia Simon, Schirner
Druckproduktion: Ren Medien GmbH, Filderstadt
Printed in Czech Republic

www.schirner.com

Willkommen

Schön, dass du dich mit uns auf die Reise in ein langes, gesundes und freudvolles Leben machst. »Den Jahren mehr Leben geben« – das ist unser Leitgedanke. Das Ziel von Longevity (Langlebigkeit) ist es nicht nur, möglichst alt zu werden, sondern es geht vor allem darum, präventiv für Gesundheit und Vitalität zu sorgen, um die so gewonnenen Jahre voller Energie gestalten zu können.

Die Forschung zeigt, dass wir unseren Alterungsprozess selbst beeinflussen können. Genau hier setzt dieses Kartenset an – mit alltagstauglichen Impulsen aus verschiedenen Bereichen, die dich unterstützen, bis ins hohe Alter aktiv und fit zu bleiben. Um sie umzusetzen, brauchst du weder viel Zeit noch Geld, und du musst sie auch nicht alle auf einmal angehen. Schon kleine Veränderungen können erste spürbare Effekte bringen, etwa besseren Schlaf und mehr Energie am Morgen. Diese Erfolge werden sich mit der Zeit summieren und dich anspornen, dranzubleiben und noch mehr für dich zu tun, sodass du auch langfristige Ziele erreichen kannst, z. B. eine gesteigerte körperliche Fitness, ein stabileres Immunsystem und ein verringertes Risiko für Alterserkrankungen.

Sich körperlich und geistig jünger fühlen, als es das tatsächliche Alter vermuten lässt – das ist keine Fantasie, sondern für viele Menschen bereits Realität, die frühzeitig begonnen haben, bewusst für ihre Gesundheit zu sorgen.

Und? Lust, loszulegen?
Sei dir sicher, dass genau jetzt der richtige Zeitpunkt ist. Verschiebe den Start nicht auf morgen oder irgendwann, sondern ziehe jetzt deine erste Karte. »One day« oder »day one« – du entscheidest!

Auf den folgenden Seiten erfährst du, wie du das Kartenset am besten nutzt, wie du die Tipps in deinen Alltag integrieren kannst und welche Bonusinhalte dich erwarten. Wir wünschen dir viel Freude beim Ausprobieren und natürlich ein langes, gesundes und erfülltes Leben.

Herzlichst
Abbas und Sanrea

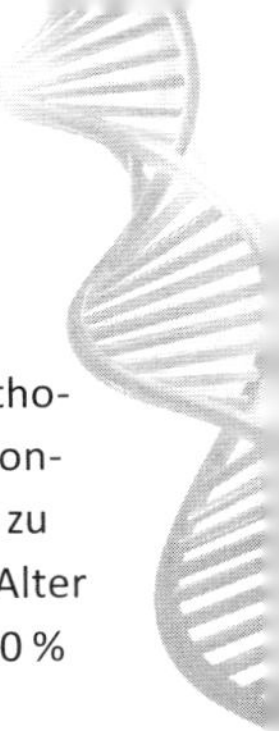

Longevity-Forschung

In der Longevity-Forschung geht es nicht nur darum, Methoden zu entwickeln, die unsere Lebensdauer verlängern, sondern auch darum, Wege zu finden, den Alterungsprozess zu verlangsamen und die Vitalität sowie die Gesundheit im Alter zu steigern. Wissenschaftler gehen davon aus, dass 70–80 % unserer körperlichen und geistigen Fitness von unseren Lebensgewohnheiten und von Umwelteinflüssen abhängen und weit weniger mit unseren Genen zu tun haben, als lange vermutet. Ein gesunder Lifestyle ist also das A und O.

Diese Erkenntnisse stammen aus jahrzehntelanger Forschung und der Beobachtung von Populationen auf der ganzen Welt. Ein bekanntes Beispiel sind die sogenannten Blue Zones, Regionen wie Okinawa in Japan oder Sardinien in Italien, in denen ein überdurchschnittlich hoher Anteil der Menschen 100 Jahre und älter wird – und das oft in beeindruckender geistiger und körperlicher Verfassung. Wissenschaftler fanden heraus, dass diese Menschen keine genetischen Vorteile besitzen, sondern einen bewussten Lebensstil pflegen, der von folgenden Säulen getragen wird: eine ausgewogene, weitgehend pflanzliche Ernährung, gute Strategien zum Stressabbau, viel Bewegung im Alltag und die Nutzung natürlicher Heilmittel.

Die Tipps in diesem Kartenset basieren genau auf diesen wissenschaftlichen Erkenntnissen und bieten dir die Möglichkeit, selbst aktiv zu werden und deinen eigenen Weg zu mehr Vitalität und Gesundheit zu gestalten.

Ernährung hat einen direkten Einfluss auf unsere Gesundheit, unser Energielevel und unsere Vitalität. Dabei kommt es nicht nur darauf an, was und wie viel wir essen, sondern auch, in welchen Abständen. In diesem Bereich gibt es immer wieder neue Trends wie fermentiertes Gemüse oder den sulforaphanhaltigen Brokkoli. Jedoch nicht alle halten, was sie versprechen. So wurden z. B. vor einiger Zeit Lebensmittel mit Aktivkohle gehypt. Das sah auf Social Media schick aus und versprach Entgiftung sowie einen strahlenden Teint. Tatsächlich bindet Aktivkohle nicht nur mögliche Giftstoffe, sondern auch wichtige Nährstoffe und Medikamente. Vielleicht nicht so hippe, dafür aber bewährte Ernährungs- und Lebensmittelempfehlungen inklusive Rezeptideen hält unser Kartenset für dich bereit. Du erhältst z. B. Tipps, wie du das Recyclingsystem deines Körpers – die sogenannte Autophagie – anregen kannst. Dabei werden überflüssige oder schädliche Proteine, alte Zellbestandteile sowie Viren und Bakterien abgebaut und nützliche Bestandteile wiederverwertet. So unterstützt du die Gesundheit deiner Zellen nachhaltig.

Entspannung bedeutet für viele, es sich auf der Couch bequem zu machen. Dagegen ist auch nichts einzuwenden. Um wirklich runterzukommen, sollten dabei jedoch der Fernseher aus bleiben und das Smartphone beiseitegelegt oder höchstens zum Abspielen beruhigender Musik genutzt werden. Entspannung ist ein Schlüssel für Erfolg, Stressprävention und Gesundheit. Deshalb stellen wir in unserem Kartenset einige Entspannungsmethoden vor und behandeln auch das wichtige Thema Schlaf. Übrigens: Falls du dich fragst, ob du ausreichend Schlaf bekommst, beobachte einfach, ob du vor deinem Wecker auf natürliche Weise aufwachst. Sollte das nicht der Fall sein, kannst du davon ausgehen, dass sich dein Körper nach mehr Erholung sehnt. Entspannung hat nicht nur etwas mit körperlichem Relaxen zu tun, sondern auch mit geistiger Ruhe und innerem Frieden. Hierzu hält unser Kartenset einige schöne Anregungen für dich bereit.

Bewegung ist eine der effektivsten Maßnahmen zur Vorbeugung vieler altersbedingter Krankheiten. Sie senkt das Risiko für Herz-Kreislauf-Erkrankungen, Diabetes Typ 2, bestimmte Krebsarten sowie Osteoporose. Durch körperliche Aktivität wird der Stoffwechsel angeregt, der Blutzuckerspiegel stabilisiert und der Blutdruck gesenkt. Mit zunehmendem Alter verlieren wir an Muskelmasse und Knochendichte. Bewegung, insbesondere Krafttraining, wirkt diesem Prozess entgegen. Starke Muskeln und Knochen reduzieren nicht nur das Sturzrisiko, sondern tragen auch zu einer besseren Körperhaltung und Mobilität im Alter bei. Bewegung wirkt sich zudem positiv auf das Gehirn aus. Sie fördert die Durchblutung des Gehirns und die Bildung neuer Nervenzellen. Dies kann die geistige Klarheit, das Gedächtnis und die Konzentrationsfähigkeit verbessern und das Risiko für neurodegenerative Erkrankungen wie Alzheimer verringern. Chronischer Stress und Entzündungen im Körper beschleunigen den Alterungsprozess. Bewegung ist ein natürlicher Stresskiller, da sie die Ausschüttung von Glückshormonen wie Endorphinen fördert. Gleichzeitig hat sie eine entzündungshemmende Wirkung, was zur allgemeinen Gesundheit und Langlebigkeit beiträgt. Das Kartenset bietet dir einfache, aber effektive Anregungen für mehr Aktivität und Wohlbefinden.

Naturheilkunde zielt in erster Linie darauf ab, die Selbstheilungskräfte zu aktivieren und zu stärken, um Krankheiten zu heilen und Beschwerden zu lindern. Sie verfolgt einen ganzheitlichen Ansatz, der physische wie auch psychische Aspekte einbezieht und so das allgemeine Befinden und die Lebensqualität verbessert. Zu den wesentlichen Elementen der modernen Naturheilkunde zählen beispielsweise Phyto-, Bewegungs- und Ernährungstherapie sowie die Stärkung des Mikrobioms. Als schöner Nebeneffekt werden Alterungsprozesse verlangsamt. Abseits von Skalpell und Botox bietet sie wirksame Methoden wie Kälteanwendungen, mit denen die natürliche Schönheit bis ins hohe Alter bewahrt werden kann. Die Karten in diesem Set geben dir konkrete Impulse aus der Naturheilkunde an die Hand, um deine Gesundheit zu fördern, Energie zu gewinnen und dich rundum wohlzufühlen.

Nutzung des Kartensets

Das Kartenset mit 40 Gesundheitsimpulsen aus Wissenschaft und Praxis soll dir helfen, das Thema Langlebigkeit gezielt in deinen Alltag zu integrieren und deinen gesundheitsfördernden Lebensstil weiterzuentwickeln. Wir haben dafür kompakte, alltagstaugliche, sofort umsetzbare und vor allem bewährte Ansätze ausgewählt. Nun liegt es an dir, selbst zum Longevity-Forscher zu werden und herauszufinden, welche Methoden für dich am besten funktionieren.

Bist du noch unsicher oder skeptisch, betrachte es einfach als Experiment: Wähle 2 oder 3 Karten aus, setze ihre Anregungen mindestens 2 Monate lang konsequent um, und ziehe dann dein Resümee. Wenn du es besonders wissenschaftlich angehen möchtest, kannst du vorher und nachher dein biologisches Alter bestimmen lassen. Im Gegensatz zum biografischen Alter ist damit der Zustand des Körpers gemeint, der einem bestimmten Alter entspricht. Manche 60-Jährige sind so fit wie andere mit 40 – und umgekehrt gibt es junge Menschen, deren körperliche Verfassung eher der von wesentlich älteren Personen entspricht. Das biologische Alter wird anhand verschiedener Parameter ermittelt, z. B.:

- Sehfähigkeit
- Hörvermögen
- Nierenfunktion
- Leberwerte
- Lungenfunktion

- Herz-Kreislauf-System
- Blutdruck
- Gelenkbeweglichkeit
- Cholesterinwerte
- Zustand der Blutgefäße

Die Kartenset-Box ist ein guter Reminder, die Impulse aus dem Set regelmäßig umzusetzen. Verstaue sie daher nicht in einer Schublade, sondern stelle sie an einen Ort, wo du sie täglich siehst, wie neben den Wasserkocher, auf den Wohnzimmer- oder Nachttisch. Du kannst die Karten auch herausnehmen und den Stapel im Eingangsbereich platzieren, sodass du direkt beim Heimkommen animiert wirst, eine Karte zu ziehen.

Wie du eine Karte auswählst, ist ganz dir überlassen. Du kannst die Karten z. B. kreis- oder fächerförmig anordnen und mit geschlossenen Augen eine ziehen. Wenn du willst, wähle sie bewusst, indem du alle Themen überfliegst und dir jenes aussuchst, das dich gerade am meisten anspricht. Vielleicht ist es auch eins, das du zuvor aufgeschoben hast, aber nun bereit bist, anzugehen.

Zu Beginn empfehlen wir dir, an 40 aufeinanderfolgenden Tagen jeweils 10 Minuten einzuplanen, um einer Karte deine volle Aufmerksamkeit zu schenken und dir zu überlegen, wie du ihre Tipps in deinen Alltag integrieren kannst. Wenn es für dich stimmig ist, kannst du aber auch mehrere Karten auf einmal ziehen oder dich mehrere Tage lang mit einem Thema beschäftigen. Überlege dir am besten vorab eine feste Zeit, zu der du dich mit den Karten auseinandersetzen möchtest – morgens vor oder nach dem Frühstück, in der Mittagspause, nach der Arbeit oder abends vor dem Schlafengehen. Wichtig ist, dass du regelmäßig mit ihnen arbeitest. Achte aber auch auf spontane Eingebungen. Wenn du zwischendurch das Gefühl hast, dass du jetzt bereit bist, eine Karte zu ziehen und dich dem Thema anzunehmen, dann höre auf deine innere Stimme, und tue es.

Du kannst das Kartenset für dich allein nutzen, zusammen mit einem Familienmitglied, einer Freundin, einem Freund oder innerhalb einer Gruppe gleich gesinnter Menschen, die sich für das Thema Langlebigkeit interessieren. Gemeinsames Umsetzen macht nicht nur Spaß, sondern ermöglicht es euch auch, euch über Erfahrungen und Erfolge auszutauschen und einander zu motivieren, am Ball zu bleiben.

Bonusmaterial: Auf einigen Karten findest du einen QR-Code, der zu zusätzlichen Inhalten führt. Die Symbole in der Mitte des Codes verraten, was dich erwartet:

- Auge – weitere Informationen oder Anleitung
- Mund – geführte Meditation oder Übung
- Musiknote – Musik

Scanne einfach den QR-Code mit deinem Smartphone, und folge dem Link.

Tipp: Ein Longevity-Tagebuch hilft dir, deine Erfahrungen mit dem Kartenset festzuhalten und sie zu reflektieren. Du kannst notieren, welche Karten und Themen dich besonders angesprochen haben, ab welchem Zeitpunkt du die Impulse im Alltag umgesetzt und welche Anpassungen oder Erweiterungen du vielleicht ausprobiert hast. Beobachte dabei sowohl körperliche Veränderungen wie Energielevel und Schlafqualität als auch mentale Entwicklungen wie Stimmung und Konzentration. Halte außerdem fest, welche Routinen sich etabliert haben, welche Kombinationen von Impulsen besonders gut wirken und welche neuen Gewohnheiten du weiter ausbauen möchtest. Ein regelmäßiger Rückblick – nach Wochen oder Monaten – zeigt dir, welche Fortschritte du gemacht hast und welche Impulse dir langfristig besonders guttun. So entsteht mit der Zeit ein persönlicher Schatz an Erkenntnissen, der dir Orientierung für deinen individuellen Weg zu einem langen, gesunden Leben bietet.

Die Autoren

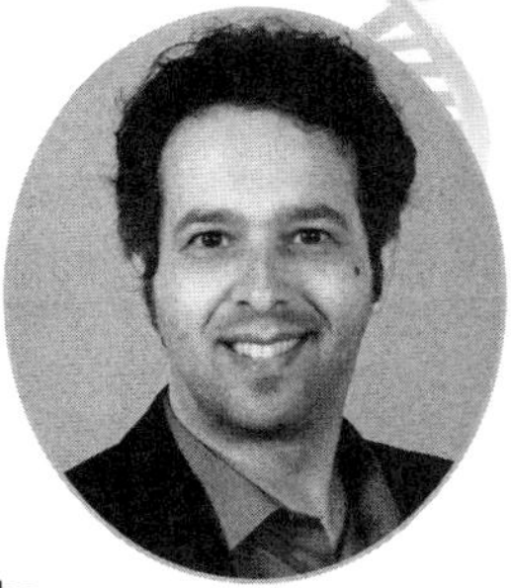

ABBAS SCHIRMOHAMMADI ist Chefredakteur mehrerer Gesundheitsmagazine, Heilpraktiker für Psychotherapie, Coach und Mediator. Seit fast 20 Jahren unterstützt er Menschen darin, ihr Leben bewusst gesund und aktiv zu gestalten. Seine Expertise in ganzheitlicher Gesundheit umfasst Methoden aus verschiedenen Ländern und Kulturen, die geistige und körperliche Fitness fördern. Er selbst lebt sehr gesund, verzichtet auf Alkohol und Nikotin, ernährt sich ausgewogen, treibt regelmäßig Sport und achtet auf Work-Life-Balance, Entspannung und erholsamen Schlaf. Er hat zahlreiche erfolgreiche Bücher, CDs und Kartensets veröffentlicht und zählt seit über einem Jahrzehnt zu den bekanntesten Gesundheitsexperten Deutschlands.

Weitere Informationen unter:
www.abbas-schirmohammadi.de
www.gesundheits-cds.de

SANREA STEINER ist Chefredakteurin, Printmediengestalterin und Gesundheitsberaterin. Seit ihren Zwanzigern widmet sie sich den Themen ganzheitliche Gesundheit und Vitalität mit dem Ziel, andere zu einem gesundheitsfördernden Lebensstil zu inspirieren. Ihre Vielseitigkeit spiegelt sich in ihrem Angebot wider:

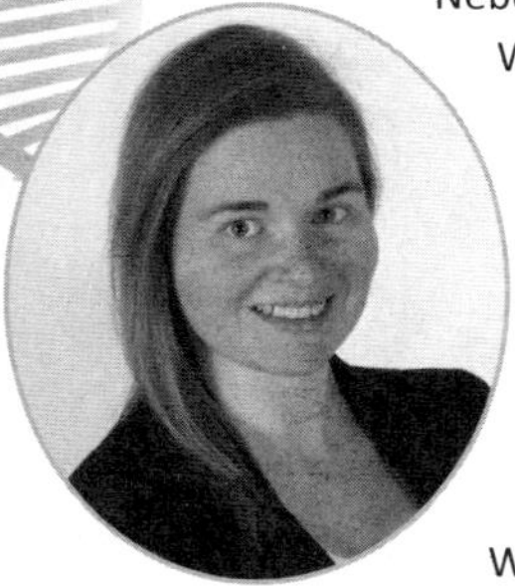

Neben aquatischer Körperarbeit bietet sie Workshops und Kurse zu verschiedenen Themen wie essbare Wildpflanzen, Paartanz, Waldbaden und Entspannungsmethoden an. Mit großer Begeisterung und viel Herz gibt sie ihre Erfahrungen und Erkenntnisse an andere Menschen weiter.

Weitere Informationen unter:
www.sanrea.de

Bildnachweis

Bilder von der Bilddatenbank www.shutterstock.com:
Layoutelement: DNA-Strang # 2000583734 (© ConceptCafe)
Karten: »Positives Denken« # 1546372784 (© Song_about_summer), »Tanzen« # 644032333 (© sakkmesterke), »Atmen« # 272544860 (© mavo), »Selbstliebe« # 309277925 (© wavebreakmedia), »Waldbaden«: # 1304739523 (© mapman)

Alle weiteren Kartenmotive wurden von Sanrea Steiner mithilfe von KI-Tools (Adobe Firefly und Playground AI) erstellt.

Bonusmaterial

Stimme: Sanrea Steiner
Texte: Abbas Schirmohammadi & Sanrea Steiner
Audio-Produktion: Philipp Feichtinger & Abbas Schirmohammadi

Ebenfalls erschienen von
ABBAS SCHIRMOHAMMADI

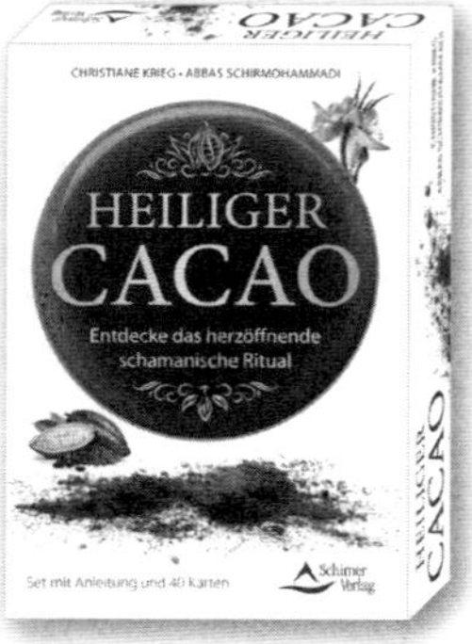

Set mit Anleitung und 40 Karten
ISBN 978-3-8434-9223-2

Christiane Krieg
Abbas Schirmohammadi
HEILIGER CACAO
Entdecke das herzöffnende
schamanische Ritual

Ob in Retreats und Seminaren, bei besonderen Feiern und Übergängen im Leben oder als Tagesabschluss: Eine Cacao-Zeremonie vertieft und intensiviert deine spirituellen Praktiken. Dieses Kartenset enthält alles, was du brauchst, um mühelos dein ganz eigenes herzöffnendes Cacao-Ritual durchzuführen.

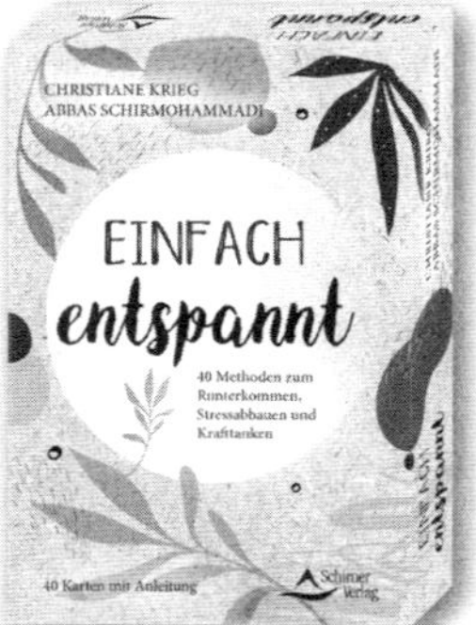

Set mit Anleitung und 40 Karten
ISBN 978-3-8434-9173-0

Christiane Krieg
Abbas Schirmohammadi
EINFACH ENTSPANNT
40 Methoden zum Runterkommen,
Stressabbauen und Krafttanken

Entdecke einfach umsetzbare Übungen wie kurze Meditationen, Heilströmen und Autogenes Training, und schaffe dir kleine Ruheinseln – jeden Tag. Entspannung, Wohlbefinden und neue Lebenskraft warten auf dich.

Äpfel

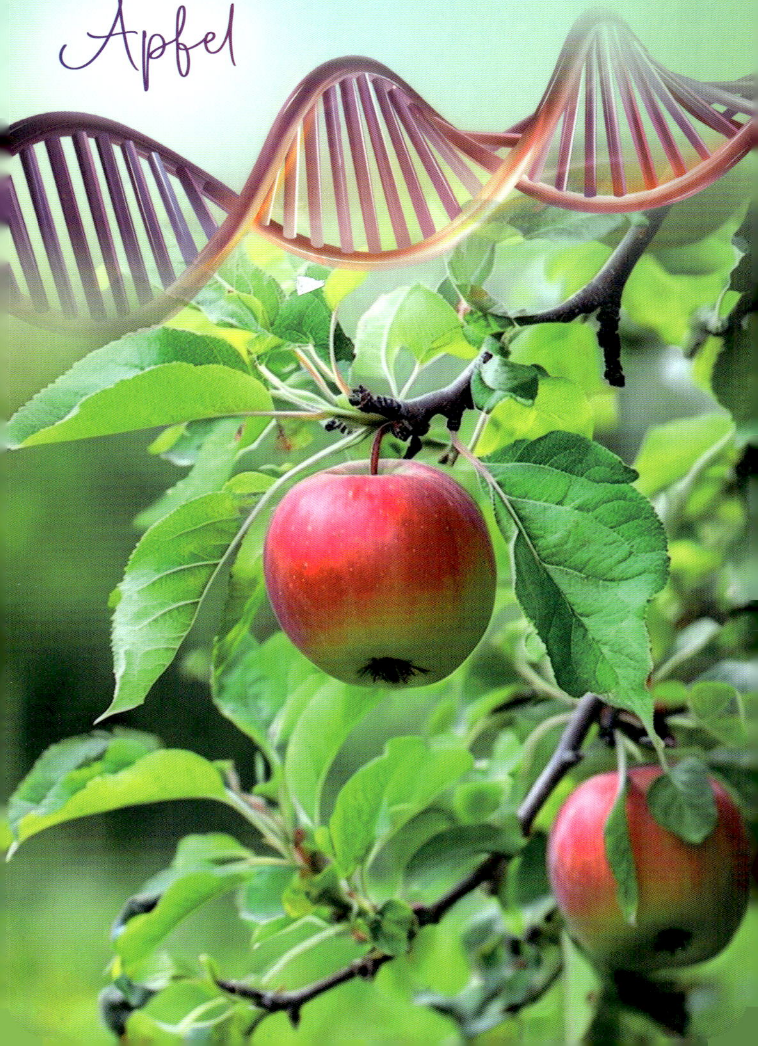

An apple a day …

Äpfel sind **regionales Superfood.** Sie enthalten das Immunsystem stärkende Vitamine und die Verdauung fördernde Ballaststoffe. Ihre Antioxidantien können Zellschäden reparieren und bekämpfen Entzündungen. Der regelmäßige Verzehr von Äpfeln senkt das Risiko von Herzkrankheiten. Als kalorienarme und leckere Sattmacher helfen sie beim Abnehmen. Sie tragen auch dazu bei, Schäden an den weißen Blutkörperchen zu reduzieren, und können so Krebs und andere Krankheiten vorbeugen.

Ob Berlepsch, Boskoop, Cox Orange, Idared, Pink Lady, Granny Smith oder Jonagold – Äpfel sind der perfekte gesunde Snack.

Gesund genießen

- **Smoothie:** Mixe Äpfel, Ingwer und einen Schuss Zitronensaft mit etwas Wasser für einen leckeren, vitalisierenden Drink.
- **Apfelchips:** Schneide Äpfel in dünne Scheiben, bestreue sie optional mit Zimt, und trockne sie 2–3 Stunden bei 80 °C im Ofen oder im Dörrgerät.

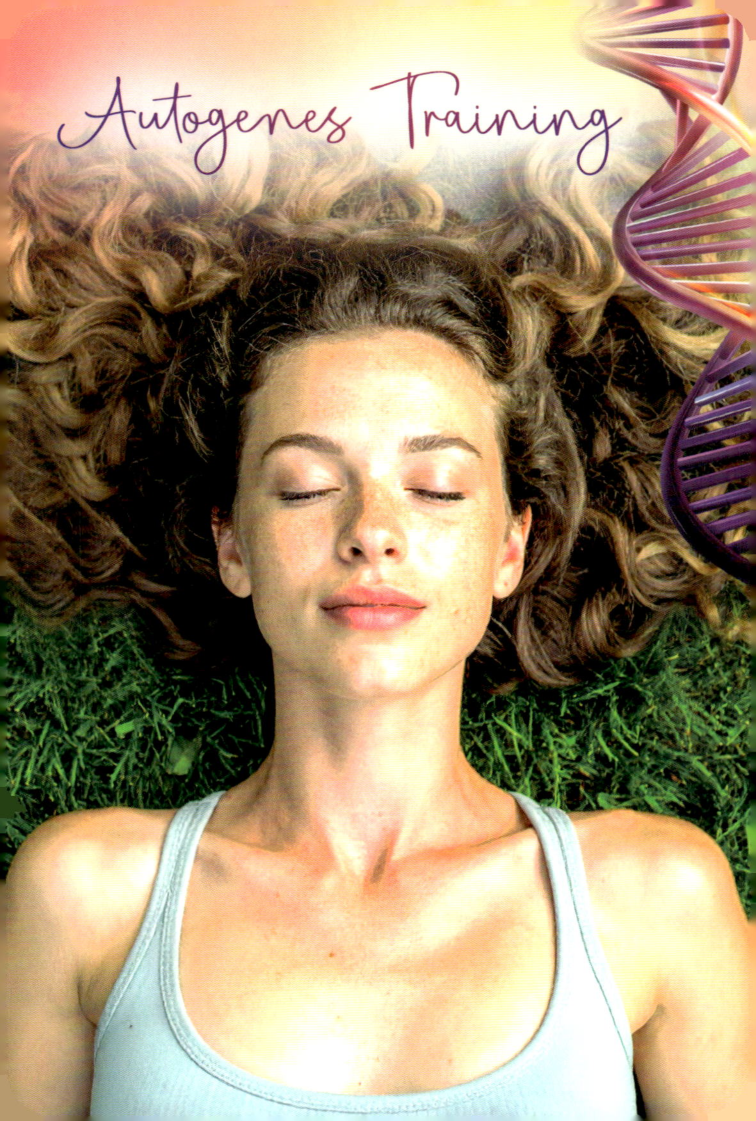
Autogenes Training

Ganz entspannt

Autogenes Training ist eine bewährte ganzheitliche Entspannungstechnik, die auf Autosuggestion (Selbsthypnose) basiert. Sie hilft dabei, Stress abzubauen, Schmerzen zu lindern, den Blutdruck zu regulieren und die Herzfrequenz zu harmonisieren. Die mentalen Übungen sind einfach umzusetzen. Mit der Formel **»Ich bin und bleibe jung, gesund und attraktiv«** lässt sich Langlebigkeit fördern.

Probier's aus

Setze oder lege dich hin, und schließe deine Augen. Sage dir im Geist:

- »Ich bin ruhig und entspannt.« (6×)
- »Mein Körper ist angenehm schwer.« (6×)
- »Mein Körper ist angenehm warm.« (6×)
- »Mein Atem fließt ruhig und gleichmäßig.« (6×)
- »Mein Herz schlägt ruhig und regelmäßig.« (6×)
- »Mein Sonnengeflecht ist angenehm warm.« (6×)
- »Meine Stirn ist angenehm kühl.« (3×)
- »Ich bin und bleibe jung, gesund und attraktiv.« (6×)

Balle dann deine Hände kurz zu Fäusten, strecke dich, und öffne deine Augen.

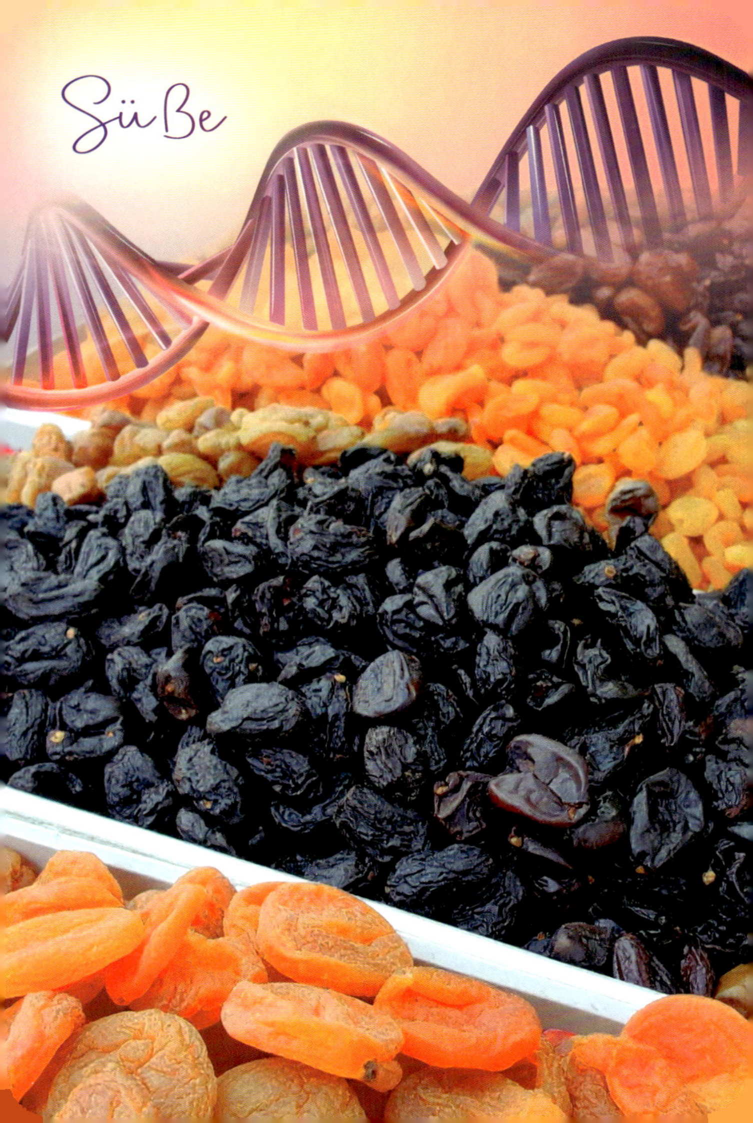
Süße

Weniger ist mehr

Weißer Zucker birgt erhebliche gesundheitliche Risiken. Übermäßiger Konsum führt zu Übergewicht und begünstigt Diabetes Typ 2, da er den Blutzuckerspiegel und die Insulinausschüttung negativ beeinflusst. Raffinierter Zucker wird zudem mit erhöhten Entzündungswerten, Leberschäden, Nährstoffmangel, Karies, Fettstoffwechselstörungen und einem beschleunigten Alterungsprozess in Verbindung gebracht.

Besser süßen

Gesunde Zuckeralternativen gibt es viele, z. B.:

- **Erythrit** ist nahezu kalorienfrei, schützt die Zähne und manipuliert den Blutzucker nicht – ideal auch für Diabetiker.
- **Tagatose** schmeckt angenehm süß, ist zahnfreundlich, hat kaum Kalorien und einen sehr niedrigen glykämischen Index.
- **Stevia** punktet mit starker Süßkraft, ist kalorienfrei sowie blutzuckerneutral.
- **Ribose** süßt nur leicht, kann aber die körpereigene Energieproduktion unterstützen.
- **Getrocknete Früchte** wie Datteln liefern natürliche Süße und enthalten zusätzlich Ballast-, Mineral- sowie sekundäre Pflanzenstoffe.

Schlaf

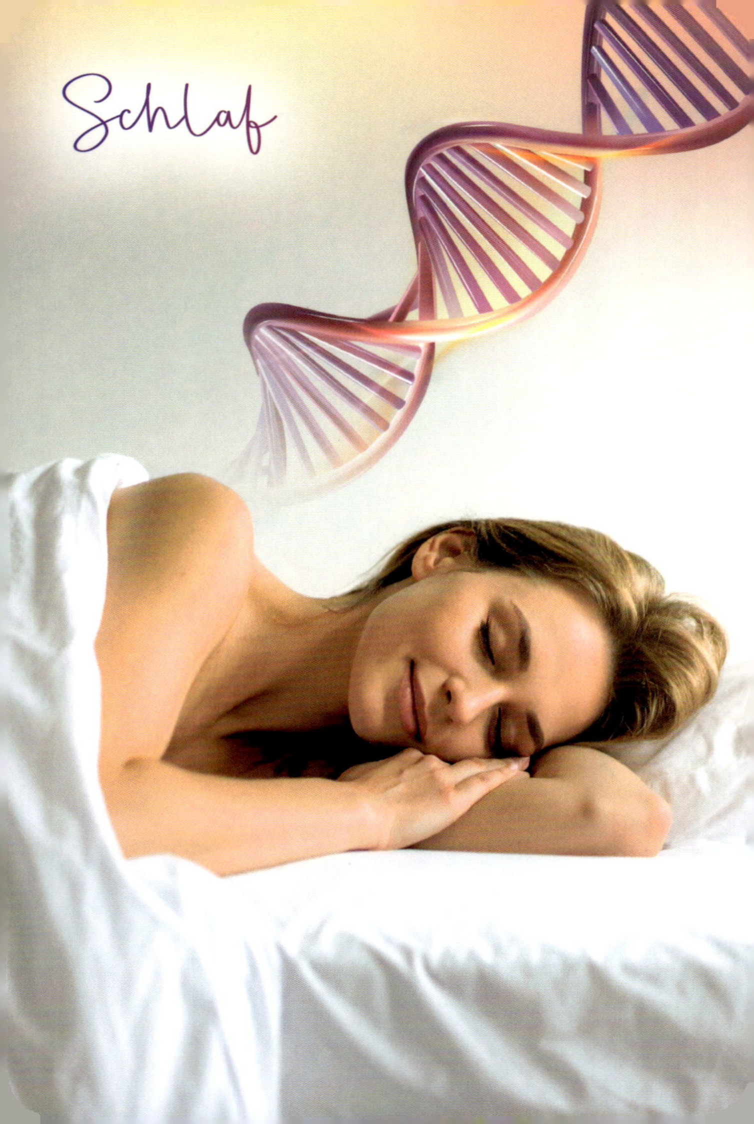

Upgrade über Nacht

Erholsamer Schlaf ist entscheidend für Gesundheit und Wohlbefinden. In der Nacht werden die Zellen repariert und das Immunsystem gestärkt, wodurch wir langsamer altern und widerstandsfähiger werden. Wir tanken neue Kraft, verarbeiten Emotionen, bauen Stress ab und wachen ausgeruht und mit klarem Kopf auf. Bei Schlafmangel fühlen wir uns erschöpft, sind leichter reizbar und anfälliger für Krankheiten.

So schläfst du besser

- **Vorbereitung:** Gehe möglichst immer zur selben Zeit ins Bett, um deine innere Uhr zu stabilisieren. Praktiziere eine Einschlafmeditation.
- **Umgebung:** Verwende eine hochwertige Matratze, und probiere eine Neigung von 3,5–5,5 % aus. Sorge für eine dunkle, kühle und ruhige Schlafumgebung. Bogenhanf ist eine gute Schlafzimmerpflanze, da er auch nachts Sauerstoff produziert.
- **Gewohnheiten:** Reduziere Kaffee und Alkohol. Binde regelmäßig körperliche Aktivität in deinen Alltag ein. Meide elektronische Geräte vor dem Schlafengehen, um einer Überreizung vorzubeugen.

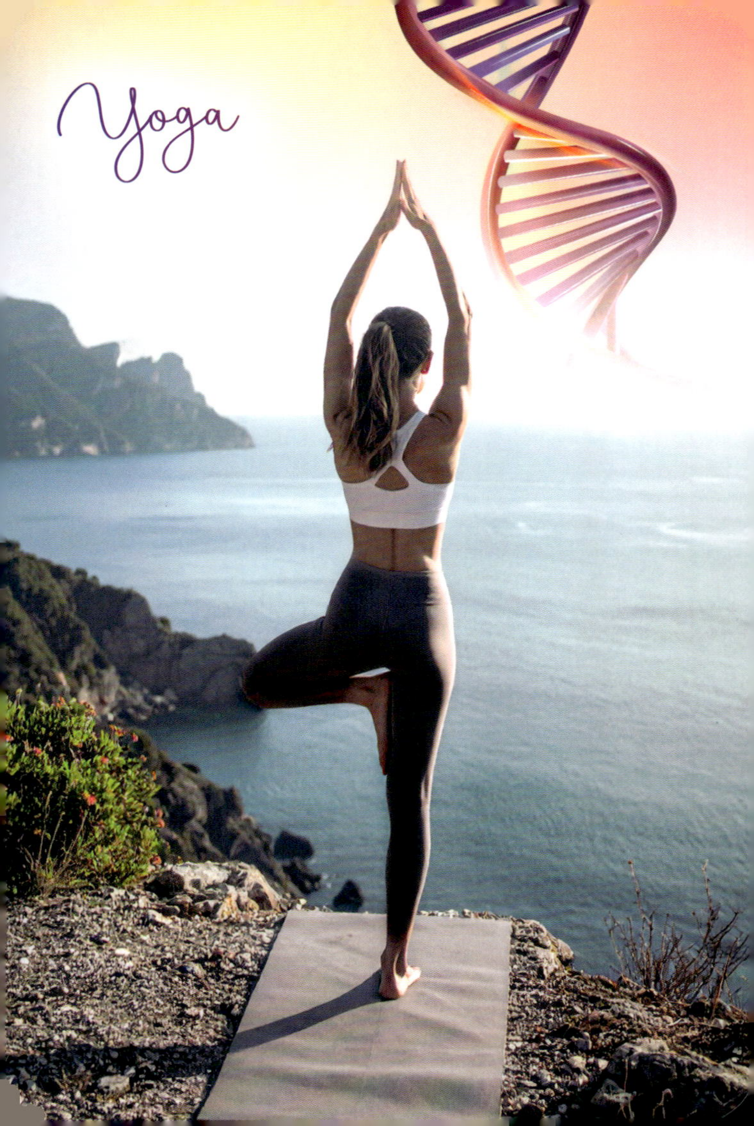
Yoga

Beweglicher Körper, flexibler Geist

Yoga ist eine sanfte, ganzheitliche Methode, um rundum fit zu bleiben. Ein hektischer Alltag führt oft zu Verspannungen – körperlich wie mental.

- Yoga verbessert die Haltung, hält die Gelenke geschmeidig und stärkt die Muskulatur.
- Die koordinativen Übungen fördern das Zusammenspiel beider Gehirnhälften und unterstützen so Gleichgewicht und Konzentration.
- Eine regelmäßige Praxis baut Stress ab, steigert das Wohlbefinden und schenkt neue Energie.
- Atemübungen wie Pranayama stimulieren die Verdauung, erweitern das Lungenvolumen und beeinflussen den Blutdruck positiv.
- Da Yoga ohne Gewichte auskommt, ist es besonders gelenkschonend – **ideal für jedes Alter.**

Yoga als Lebenshaltung

Yoga umfasst nicht nur körperliche Übungen. Die **Yoga-Sutras von Patanjali** beschreiben einen achtgliedrigen Pfad zu innerer Balance und Klarheit. Lies einen kurzen Abschnitt daraus – etwa zu Achtsamkeit, Selbstdisziplin oder Meditation – und überlege, welche Impulse du in deinen Alltag integrieren kannst.

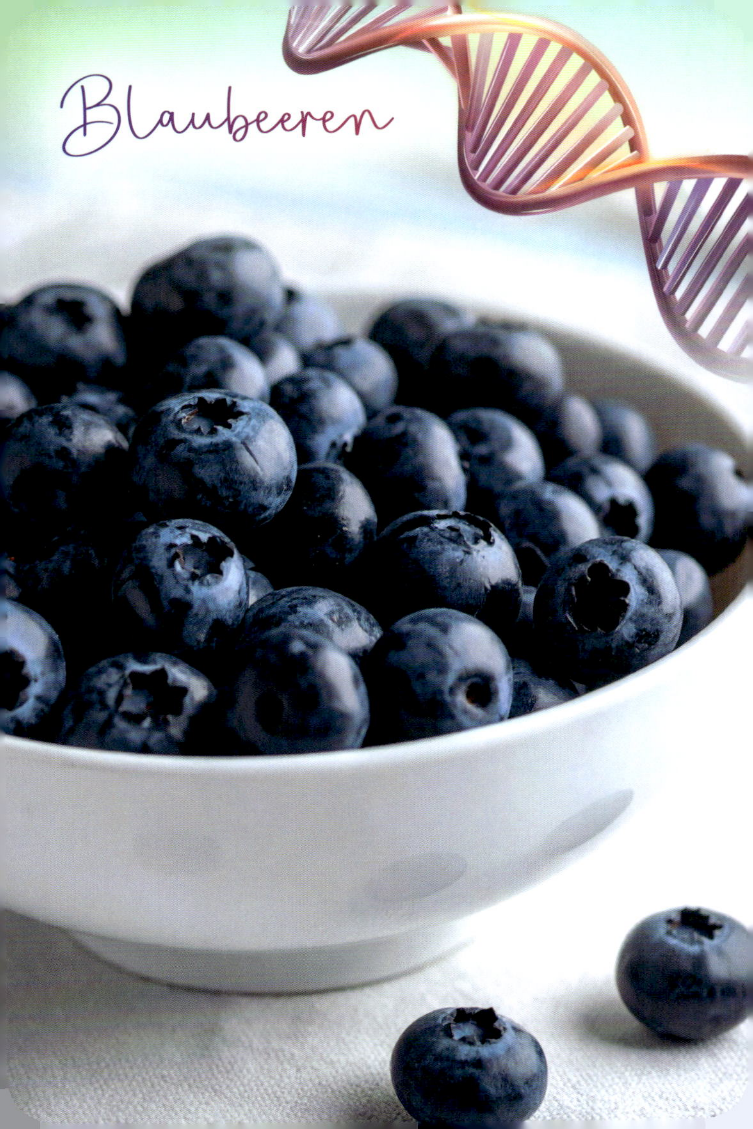
Blaubeeren

Blau, gesund, lecker

Blaubeeren sind echte Beauty-Booster. Die saftigen Früchte versorgen die Zellen mit Feuchtigkeit, fördern eine glatte, elastische Haut und lassen den Teint strahlen. Ihre Inhaltsstoffe wirken wie eine Verjüngungskur von innen:

- **Antioxidantien** neutralisieren freie Radikale – jene Moleküle, die Falten, Altersflecken und Zellschäden verursachen.
- **Zink** unterstützt die Regeneration geschädigter Zellen und Organe.
- **Vitamin C** regt die Kollagenbildung an und hilft beim Fettabbau.
- **Vitamin E** sorgt für geschmeidige Haut und schützt vor Umwelteinflüssen.

Der perfekte Schönheits-Snack

Ob pur, im Müsli oder als Smoothie – Blaubeeren lassen sich mühelos in den Alltag integrieren und sorgen für Zellschutz und einen genussvollen Frischekick. Wie wäre es damit: Einfach ein paar Esslöffel Quark oder Joghurt in eine Schale geben, mit frischen Blaubeeren, einem Löffel Honig und gehackten Walnüssen toppen. Das schmeckt gut und liefert Eiweiß, gesunde Fette sowie Antioxidantien.

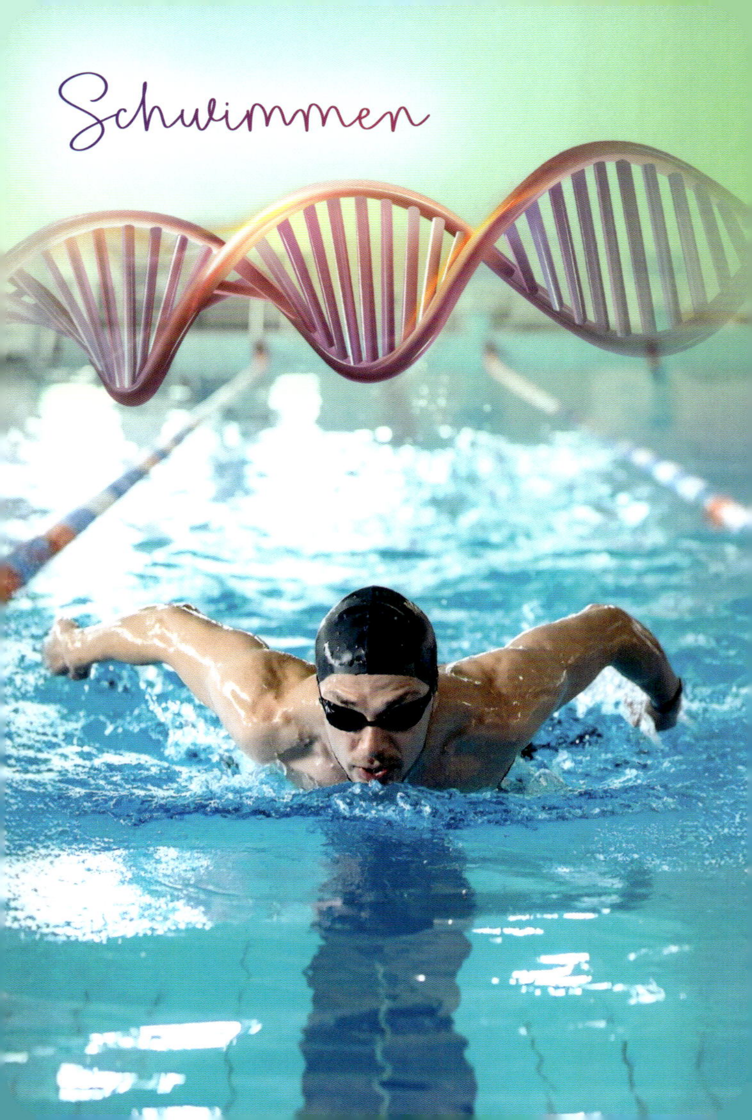
Schwimmen

Ab ins Wasser

Schwimmen gilt als die **gesündeste Sportart.** Im Wasser werden die Gelenke entlastet, und wir fühlen uns nahezu schwerelos. Schwimmen vergrößert das Lungenvolumen und verbessert die Pumpleistung des Herzens. Der Körper nutzt Sauerstoff effektiver, was die Ausdauer erhöht. Arme, Beine und Rumpf werden gleichzeitig trainiert, sodass wir rundum Muskulatur aufbauen. Zudem schüttet der Körper Endorphine aus, wodurch Stress reduziert wird, belastende Gedanken verschwinden und uns eine Welle der Ruhe und des Glücks durchströmt.

Gut, zu wissen

- Laut der Universität Indiana sind Schwimmer biologisch gesehen im Schnitt **20 Jahre jünger.**
- Der Sport wirkt sich positiv auf den Blutdruck, den Cholesterinspiegel, das zentrale Nervensystem, die kognitiven Fähigkeiten und die Blutchemie aus.
- Auch zur Rehabilitation nach Verletzungen oder bei chronischen Krankheiten wie Arthrose, Diabetes Typ 2 und Bluthochdruck ist Schwimmen ideal.

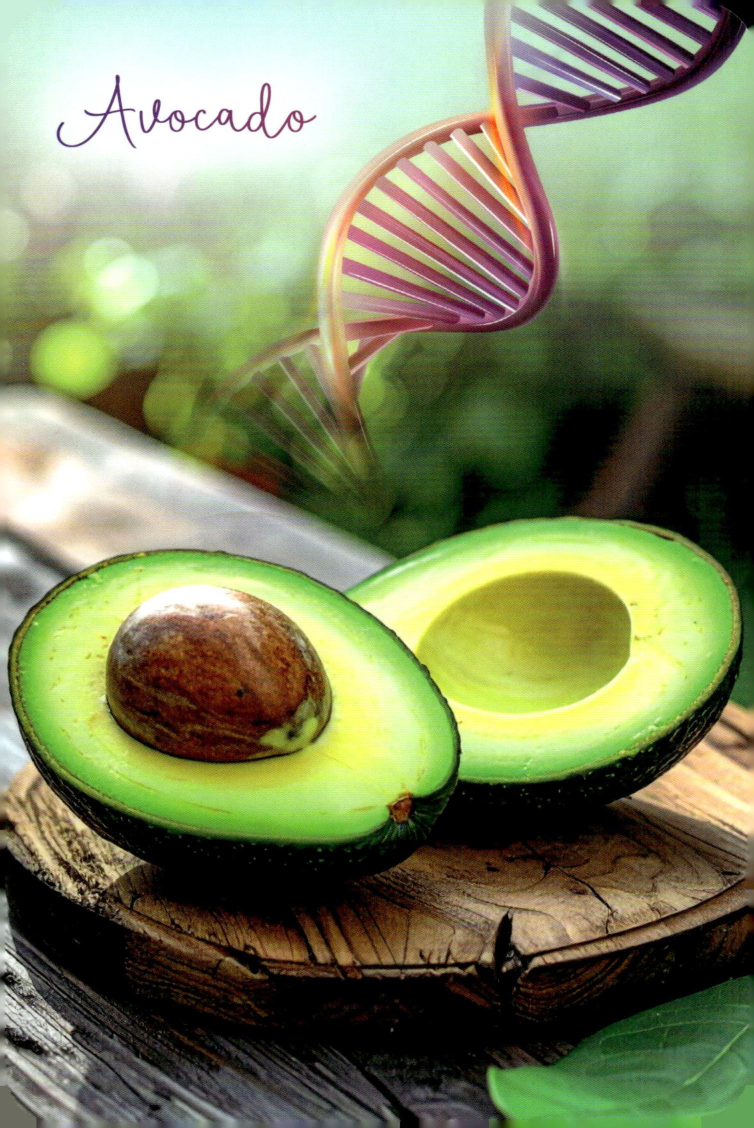
Avocado

Cremiges Superfood

Die Avocado punktet mit einer Fülle an **gesundheitsfördernden Inhaltsstoffen:**

- Sie liefert zahlreiche Vitamine, Mineralstoffe und die Verdauung unterstützende Ballaststoffe.
- Ihr hoher Kaliumanteil hilft, den Blutdruck zu senken, während ihr hoher Gehalt an ungesättigten Fettsäuren das gute HDL-Cholesterin erhöht und das schlechte LDL-Cholesterin senkt – ein Plus für Herz und Gefäße.
- Die enthaltenen Carotinoide fördern die Sehkraft.
- Auch Haut, Haare und Nägel profitieren von einem regelmäßigen Verzehr.
- Avocados eignen sich zudem gut für eine ausgewogene Ernährung bei Diabetes.

Grüner Allrounder

Ob als Brotaufstrich oder Dip, im Salat, Smoothie oder sogar Dessert – die Avocado ist vielseitig.

Avocado-Kale-Smoothie: ½ Avocado / 50 g Kale (Federkohl) / 300 ml weißer Traubensaft / 150 ml Wasser / 1 EL Zitronensaft / 4 Eiswürfel
Alle Zutaten pürieren. Genießen!

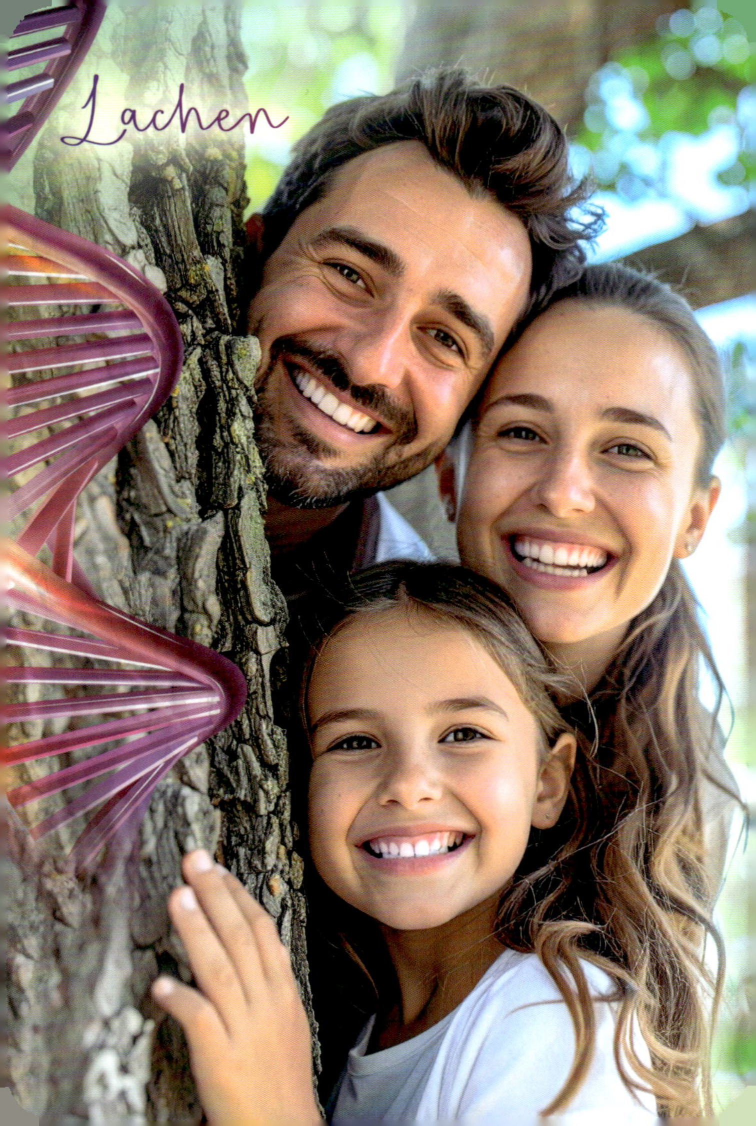
Lachen

Jungbrunnen und Stressbremse

- Lachen reduziert Stress, indem es die Ausschüttung von Glückshormonen wie Endorphinen anregt. Verspannte Muskeln werden gelockert, und das Nervensystem beruhigt sich, wodurch wir mit Alltagsproblemen besser umgehen können.
- Beim Lachen steigen Puls und Blutdruck, was die Sauerstoffaufnahme fördert. Gleichzeitig verbessert sich die Durchblutung, wovon das Hautbild und das Bindegewebe profitieren.
- Regelmäßiges herzhaftes Lachen kann Depressionen lindern, das Herz-Kreislauf-System stärken, das Immunsystem unterstützen und die Heilung beschleunigen.

Übrigens: Erwachsene lachen im Schnitt etwa 15-mal am Tag, Kinder über 300-mal.

Lach-Atmung

Atme tief durch die Nase ein. Halte kurz inne, und atme lachend aus: »Ha … ha … ha …« Wiederhole das mehrmals, und lass das Lachen aus dem Bauch aufsteigen und kraftvoller werden. Du wirst merken: Dein Atem wird tiefer, dein Brustkorb weiter – und oft wird aus der Übung ein echtes Lachen.

Sex

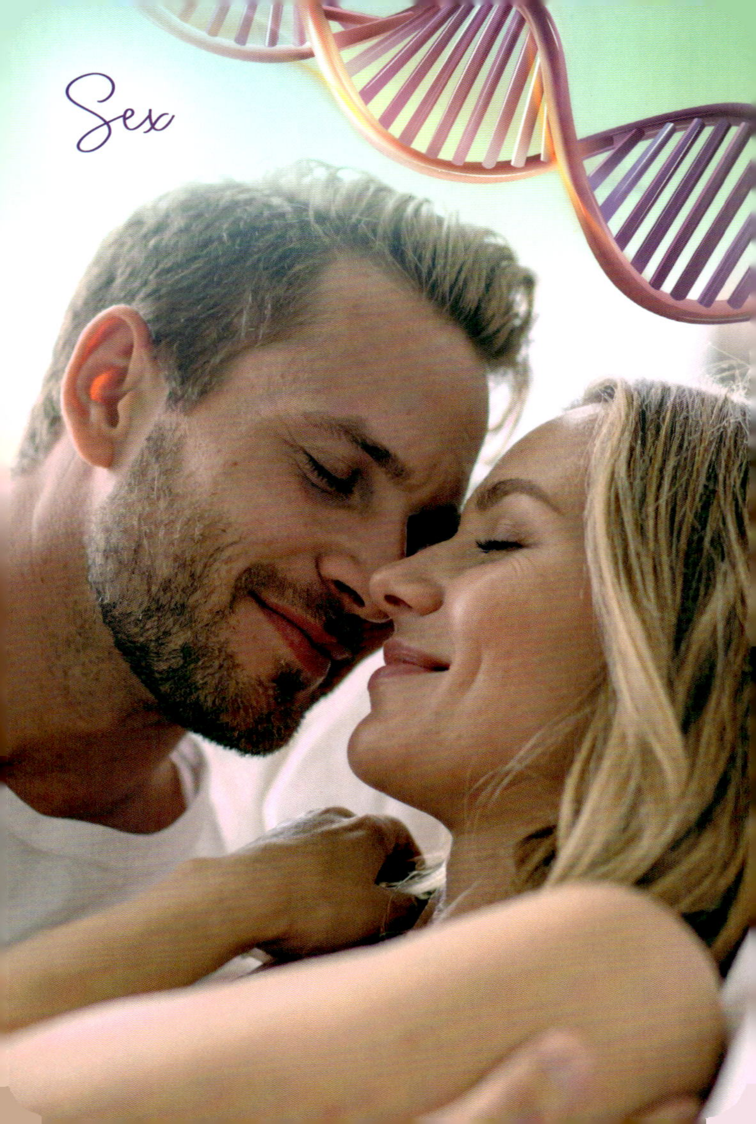

Love is in the air

Die schönste Nebensache hält jung und gesund, denn dabei werden verschiedene Hormone freigesetzt:

- **Oxytocin** fördert Nähe und Vertrauen.
- **Endorphine** lindern Schmerzen.
- **Serotonin** sorgt für gute Stimmung.
- **Prolaktin** bringt Entspannung.

Bei Frauen steigt der Östrogenspiegel, was die Regeneration der Hautzellen und die Kollagenbildung anregt. So können Falten, Krampfadern, Cellulite, Menstruations- und Wechseljahresbeschwerden gemindert werden. Bei Männern wird der Testosteronspiegel stabilisiert, was Muskelkraft, Knochendichte und Vitalität unterstützt sowie das Risiko von Herzinfarkt und Hirnschlag reduziert. Außerdem verbrennen wir beim Sex bis zu 500 Kalorien.

Happy & beautiful

Allein beim Küssen werden 100 Milliarden Nervenzellen angeregt und verschiedene Glückshormone ausgeschüttet. Häufiges Küssen strafft die Gesichtshaut und lässt dich länger jung aussehen. **Let’s kiss!**

Krafttraining

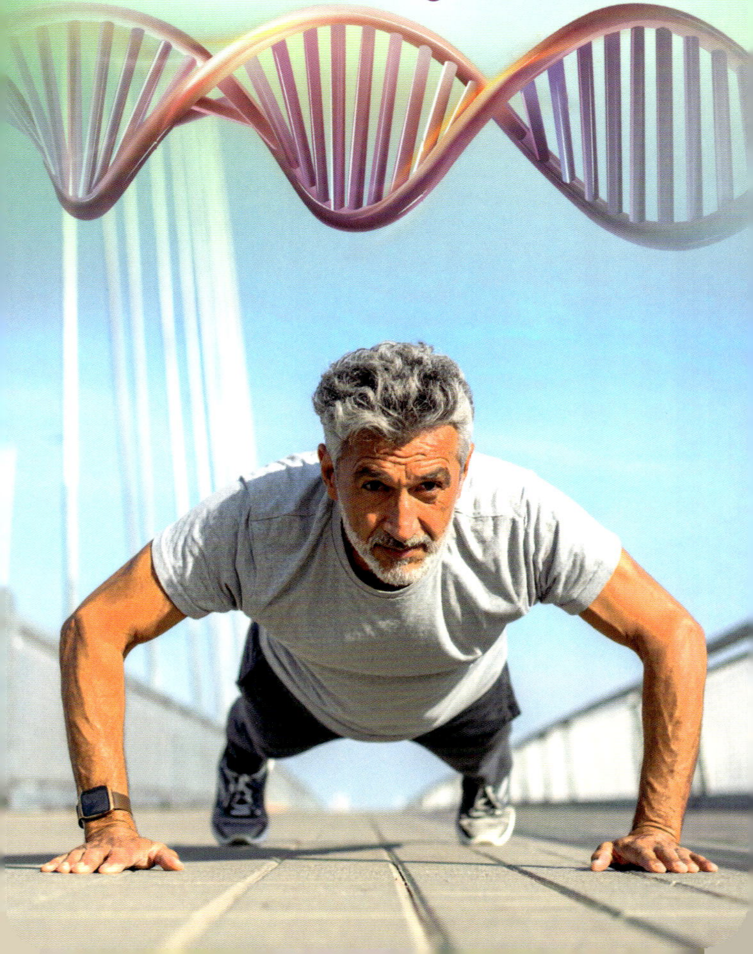

Muskeln bremsen das Altern

Sport ist essenziell, um gesund und vital zu bleiben. Krafttraining spielt dabei eine zentrale Rolle. Studien zeigen einen Zusammenhang zwischen nachlassender Muskelkraft und einer beschleunigten biologischen Alterung auf. Wer seine Muskeln stärkt, kann diesen Prozess verlangsamen und sich gegen altersbedingte Krankheiten schützen. Krafttraining kurbelt den Stoffwechsel an, erhöht die Knochendichte, stärkt das Herz-Kreislauf-System und verbessert die allgemeine körperliche Fitness. Auch die Psyche profitiert: Körperliche Aktivität setzt Endorphine frei und hebt nachweislich die Stimmung.

3 × 3

Schon 3 einfache Übungen à 3 Minuten täglich ergeben die empfohlene Bewegungseinheit:

- **Liegestütze** trainieren Brust, Arme und Schultern – gern auf den Knien ausführen, falls nötig.
- **Sit-ups** stärken die Bauchmuskeln und fördern die Rumpfstabilität.
- **Kniebeugen** aktivieren die Bein- und Gesäßmuskeln, fördern die Beweglichkeit und den Gleichgewichtssinn.

Positives Denken

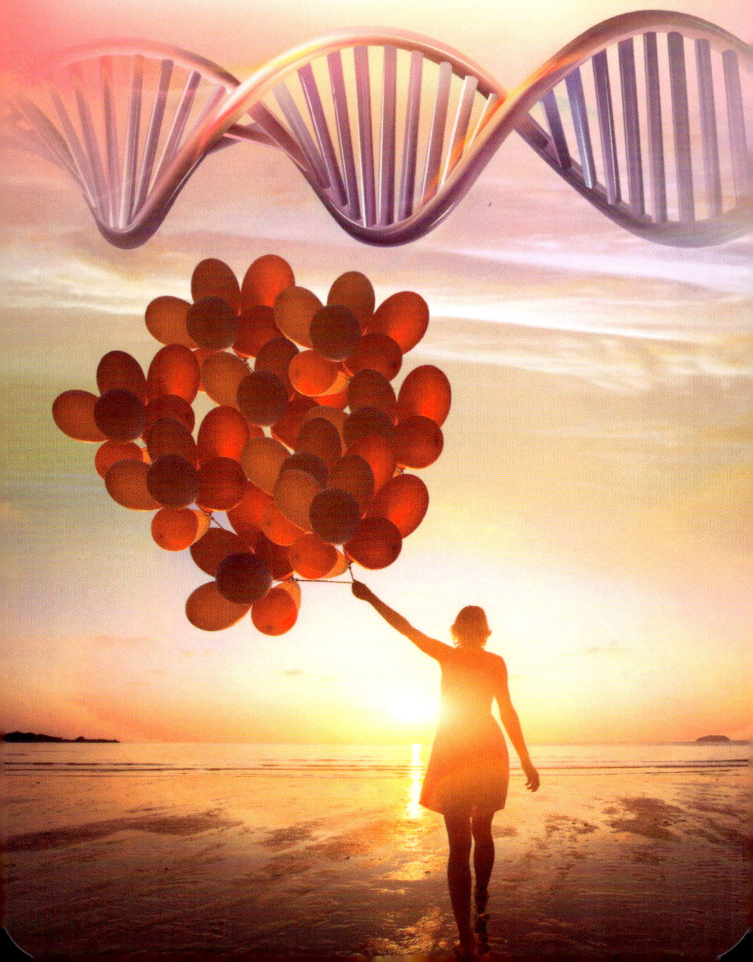

Gutes Mindset, langes Leben

Positives Denken reduziert Stress und damit das Risiko für Herzkrankheiten. Optimisten bewegen sich im Schnitt mehr, essen gesünder und achten generell besser auf sich. Durch den niedrigeren Spiegel an Stresshormonen werden Immunsystem und Psyche gestärkt, die Resilienz gegenüber Herausforderungen und Krisen wächst.

Auch soziale Beziehungen, kreative Problemlösung und geistige Flexibilität profitieren von einer positiven inneren Haltung. Langfristig sinkt das Sterblichkeitsrisiko nachweislich. **Wer positiv denkt, lebt oft länger und zufriedener.**

Kleine Schritte, große Wirkung

- Werde dir negativer Gedankenmuster bewusst – das ist der erste Schritt zur Veränderung.
- Führe ein Dankbarkeitstagebuch.
- Umgib dich mit optimistischen Menschen.
- Nutze Affirmationen.
- Übe dich in Achtsamkeit und Meditation.

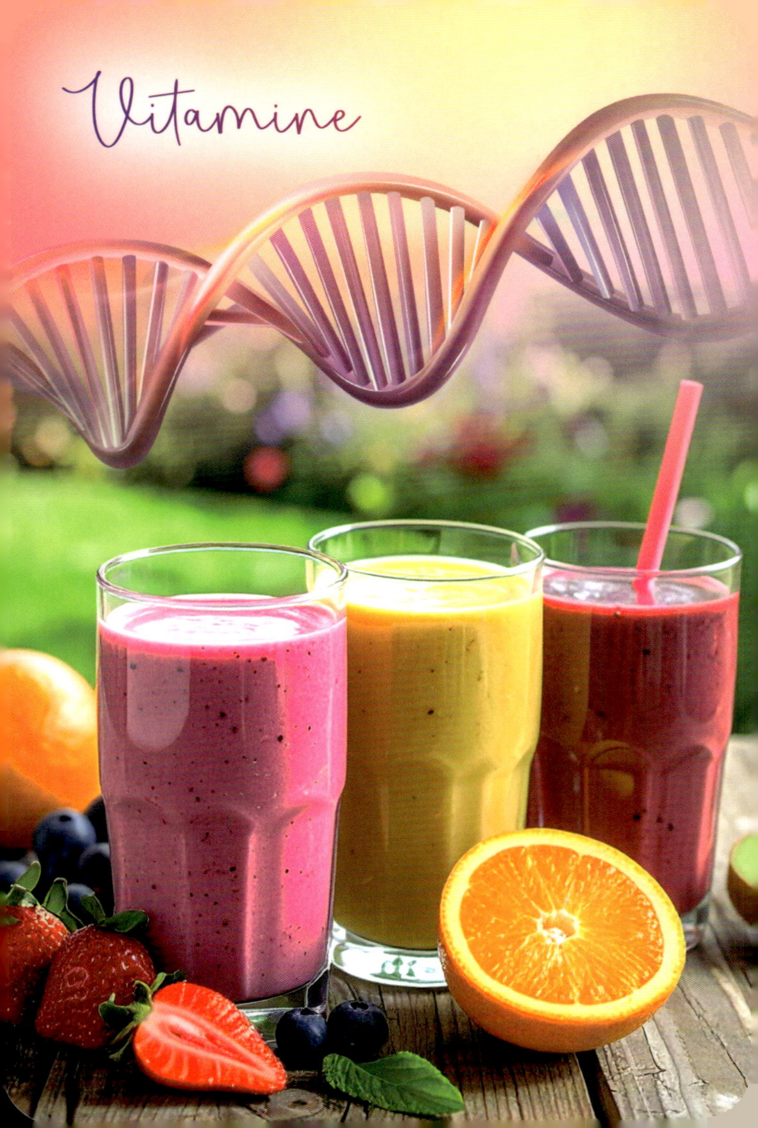
Vitamine

A. B. C. D. E

- **Vitamin A** fördert die Zellregeneration und die Elastizität der Haut, stärkt das Sehvermögen und die Abwehrkräfte.
- **Vitamin-B-Komplex:** B1 unterstützt die Nervenfunktion, B2 macht die Haut samtig weich, B3 repariert DNA-Schäden, B6 aktiviert das Gehirn, B12 ist wichtig für die Blutbildung.
- **Vitamin C** wirkt als Antioxidans, schützt vor freien Radikalen und regt die Kollagenbildung an.
- **Vitamin D** hebt die Stimmung, festigt die Knochen und kurbelt das Immunsystem an.
- **Vitamin E** schützt die Zellen vor oxidativem Stress, reduziert Entzündungen und spendet der Haut Feuchtigkeit.

Vitamin-Check

Neben der jährlichen Blutwertkontrolle lohnt es sich, auf eine vitaminreiche Ernährung zu achten. Frisches Obst und Gemüse, Nüsse und Vollkornprodukte sind natürliche Vitaminlieferanten. Bei Mangel kann gezielte Ergänzung helfen – am besten in Absprache mit einem ausgewiesenen Experten für Mikronährstoffmedizin.

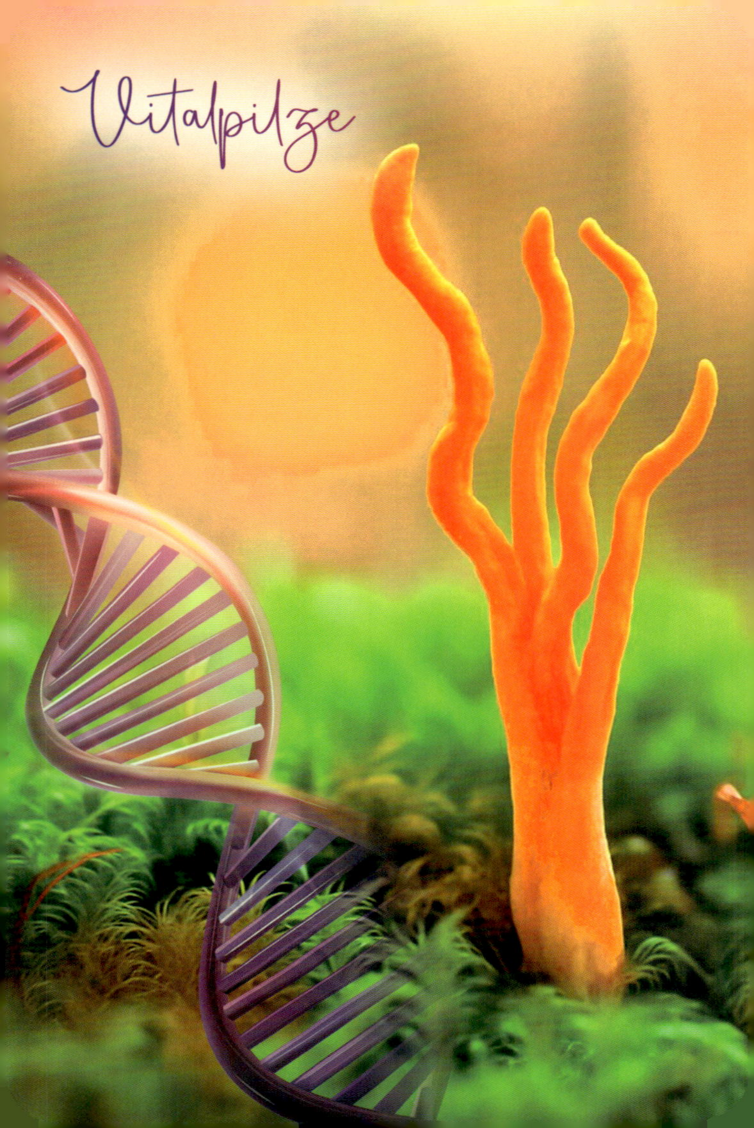
Vitalpilze

Cordyceps

Unter den gesundheitsfördernden Vitalpilzen gilt der Cordyceps als **König der Langlebigkeit:**

- Er unterstützt die Gehirnfunktion und Energieproduktion, stärkt das Herz-Kreislauf-System und verbessert die Sauerstoffaufnahme.
- Sein hoher Gehalt an L-Tryptophan, einer Vorstufe des Glückshormons Serotonin, sorgt für gute Laune.
- Er senkt das Risiko für Autoimmunerkrankungen und aktiviert die Immunglobuline G und M, die Krankheitserreger und entartete Zellen bekämpfen.
- Er entspannt die Muskeln, erweitert die Gefäße und kann sowohl den Blutdruck als auch den Cholesterinspiegel senken.

Pilz-Power zum Löffeln

Cordyceps-Suppe: 30g Cordyceps, getrocknet / 500ml Gemüsebrühe / 1 Zwiebel, gehackt / 2 Knoblauchzehen, gehackt / Öl / 1 Karotte, gewürfelt / Salz, Pfeffer, frische Kräuter

Cordyceps 15 Minuten in Wasser einweichen. Zwiebel und Knoblauch in etwas Öl anbraten. Karotte, Cordyceps und Gemüsebrühe hinzugeben. Alles 20 Minuten köcheln lassen. Mit Salz, Pfeffer und Kräutern abschmecken. Bon appétit!

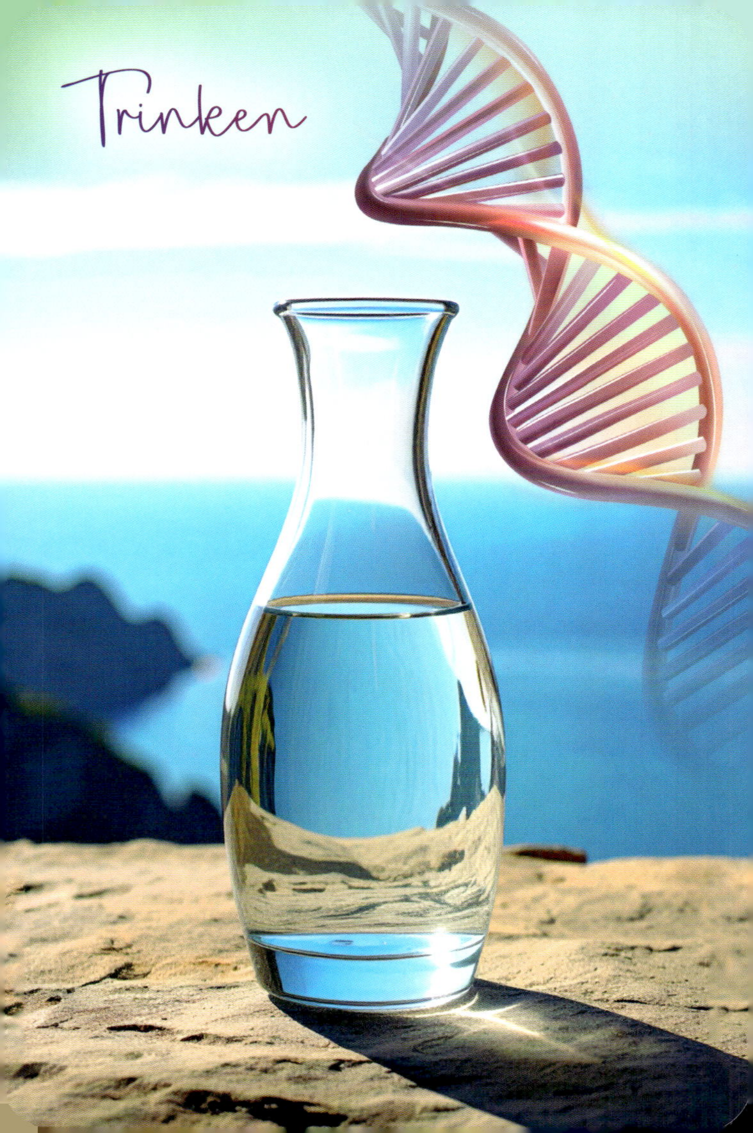
Trinken

Lebenselixier Wasser

Unser Körper besteht zu rund **70 % aus Wasser.** Wer viel Wasser trinkt:

- unterstützt die Durchblutung
- versorgt die Zellen mit Sauerstoff
- fördert den Abtransport von Schadstoffen

Der Vitalisierungseffekt sorgt für mehr Energie, geistige Klarheit und ein frisches, jüngeres Aussehen. Hautprobleme wie Falten, Cellulite, Krampfadern und trockene Lippen lassen sich durch regelmäßiges Trinken positiv beeinflussen.

Die Deutsche Gesellschaft für Ernährung empfiehlt einem Erwachsenen, mindestens **1,5 l Wasser oder kalorienfreie Getränke wie ungesüßten Tee pro Tag** zu sich zu nehmen. Bei Hitze, Stress oder sportlicher Betätigung kann der Bedarf bis zu vierfach höher sein.

Voller Energie in den Tag

Trinke direkt nach dem Aufstehen ein Glas lauwarmes Wasser, das du mit Zitrone oder frischem Ingwer aromatisieren kannst. Das regt den Stoffwechsel an und bringt den Kreislauf in Schwung.

Demenz-Prävention

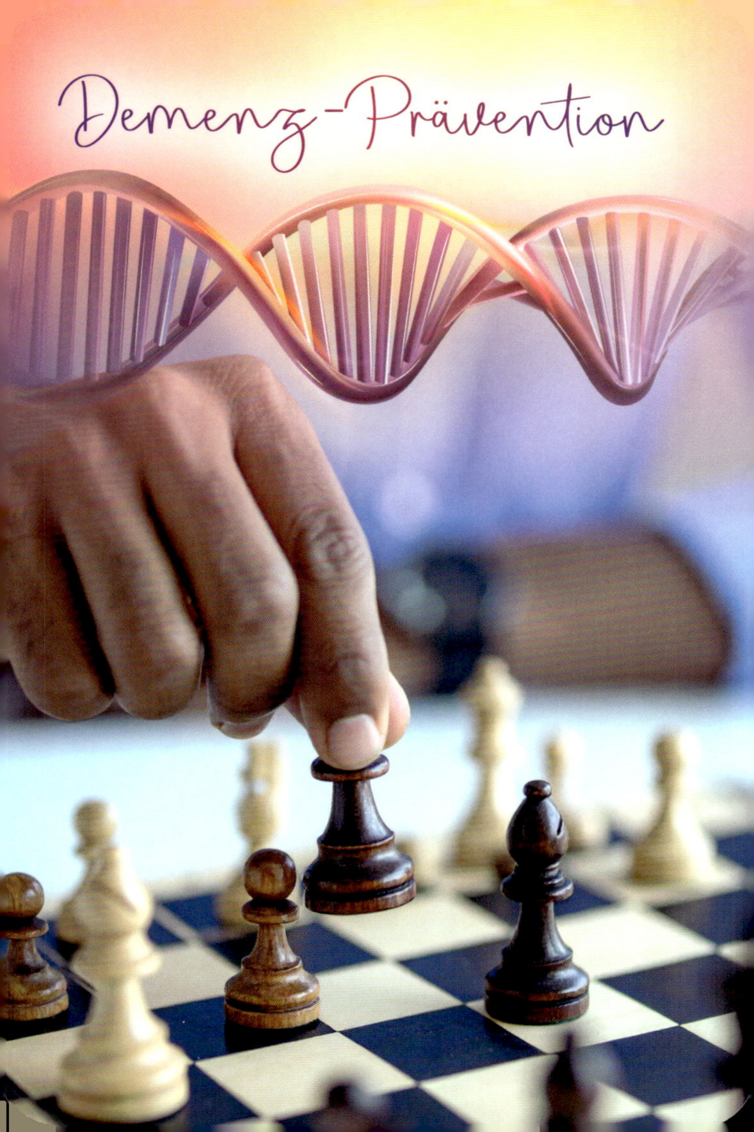

Heute an morgen denken

Allein in Deutschland leben über 2 Millionen Menschen mit einer Demenzerkrankung – Tendenz steigend. Zu den frühen Symptomen gehören Gedächtnisverlust, Kommunikationsschwierigkeiten und Orientierungslosigkeit. Im fortgeschrittenen Stadium kommt es zu Persönlichkeitsveränderungen, dem Verlust grundlegender Fähigkeiten (Essen, Gehen, Sprechen) und schließlich dem Tod.

Folgende Faktoren können das **Risiko verringern,** an Demenz zu erkranken:

- ausgewogene Ernährung
- regelmäßige Bewegung
- geistige Aktivität

Mentales Workout

Lies fünf Artikelüberschriften, Rezeptnamen, Buchtitel oder Ähnliches, egal ob online oder auf Papier, und versuche, sie dir zu merken. Schließe die Augen, und sprich das Gelesene laut aus. Wenn dir das gut gelingt, kannst du die Übung erweitern, z. B. um Details aus den Artikeln, Zutaten, Untertitel oder Autoren.

Rauchfrei

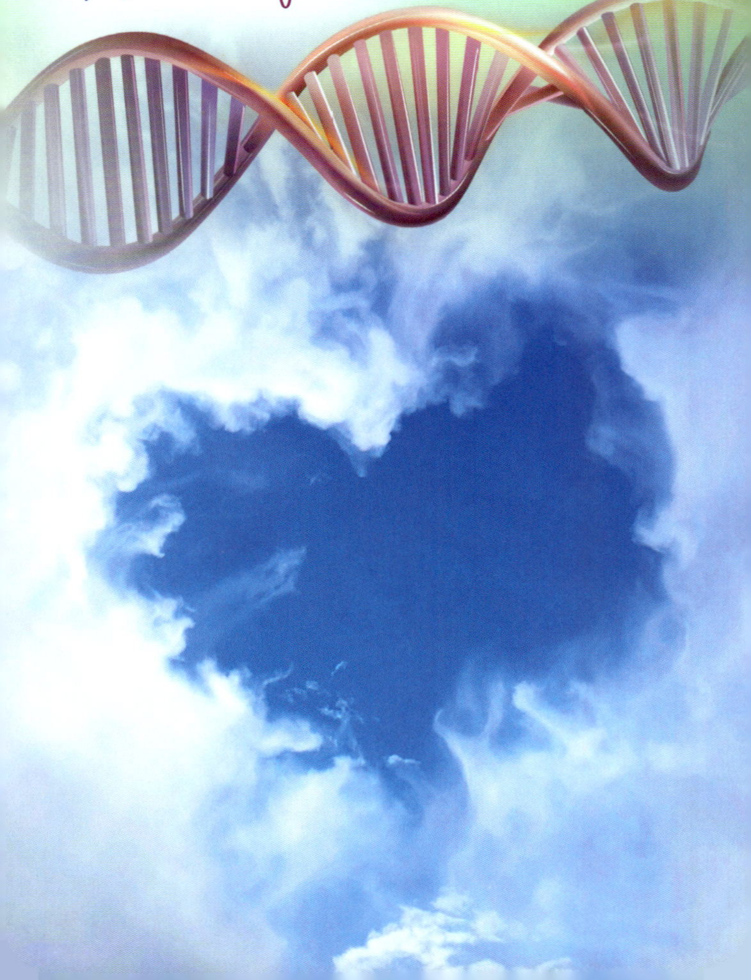

Zigaretten kosten mehr als Geld

In Mitteleuropa rauchen etwa 40% der Männer und 35% der Frauen. Rauchen ist die Hauptursache für Lungenkrebs und COPD (chronisch obstruktive Lungenerkrankung). Es erhöht das Risiko für Herzinfarkt und Schlaganfall, schwächt das Immunsystem, beschleunigt die Hautalterung und Faltenbildung, führt zu Mundgeruch und Zahnverlust. Bei Männern kommt es oft zu Impotenz, bei Frauen zu Schwangerschaftskomplikationen. Viele Raucher leiden an Osteoporose, Depressionen und Angstzuständen. Im Vergleich zu Nichtrauchern verlieren sie im Durchschnitt etwa **10 Lebensjahre.**

Jeder Tag ohne zählt

- Schon **20 Minuten** nach der letzten Zigarette normalisieren sich der Puls und der Blutdruck.
- Nach **8 Stunden** sinkt der Kohlenmonoxidspiegel im Blut, der Sauerstoffgehalt steigt.
- Nach **48 Stunden** verbessern sich der Geruchs- und Geschmackssinn.
- Nach **3 Monaten** arbeitet die Lunge deutlich besser, Husten und Kurzatmigkeit lassen nach.
- Nach **1 Jahr** ist das Herzinfarkt-Risiko halbiert.

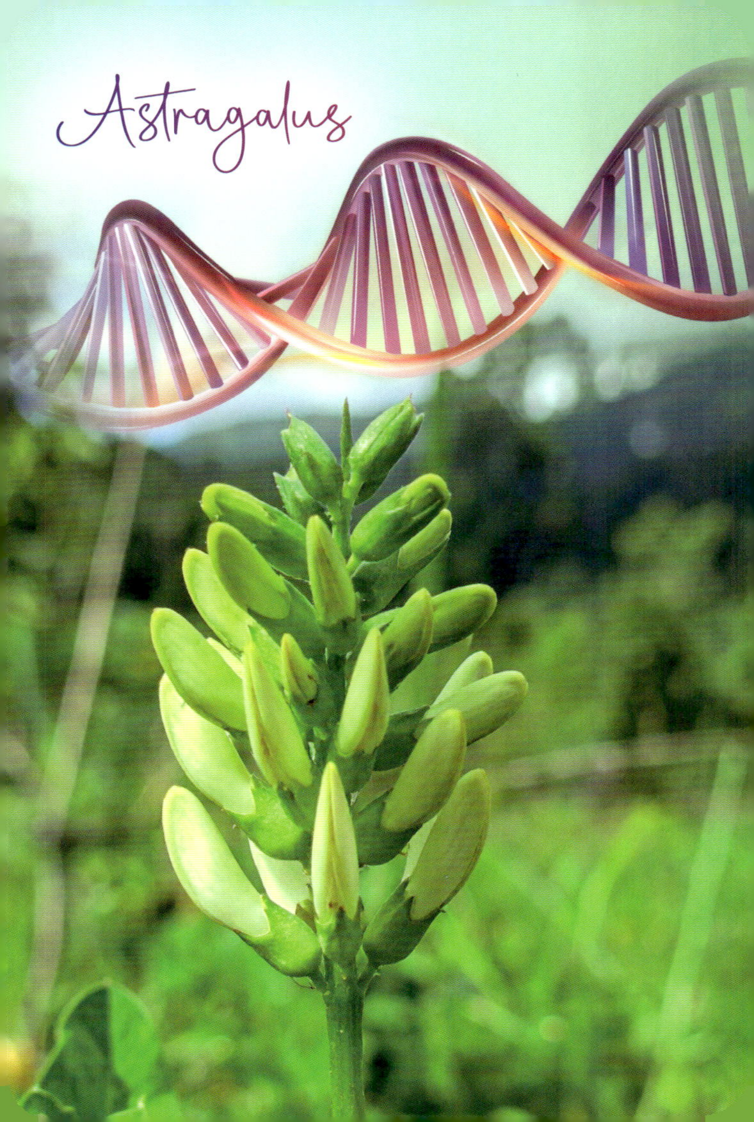
Astragalus

Pflanzlicher Schutzschild

Die Heilpflanze Astragalus wird seit Jahrhunderten in der Traditionellen Chinesischen Medizin und zur Herstellung von Nahrungsergänzungen eingesetzt.

- **Schutz:** Ihre Flavonoide und Saponine stärken das Immunsystem, hemmen krankmachende Bakterien im Darm sowie virale Infektionen.
- **Regulation:** Sie wirkt Bluthochdruck entgegen, senkt einen zu hohen Blutzuckerspiegel und lindert Wechseljahresbeschwerden.
- **Stärkung:** Sie kurbelt den Stoffwechsel an, schenkt Power, unterstützt das Herz und verbessert die Insulinsensitivität bei Diabetes Typ 2.
- **Vitalität:** Ihre antioxidativen Eigenschaften schützen den Körper vor oxidativem Stress und halten ihn jung.

Wurzelkraft

Die vermahlene Wurzel ist als Kapsel, Pulver, Flüssigextrakt und Tee erhältlich. Astragalus schmeckt süßlich und kann in der Küche vielseitig eingesetzt werden. Das Pulver eignet sich z. B. als Topping für Müslis oder zum Einrühren in Smoothies.

Intervallfasten

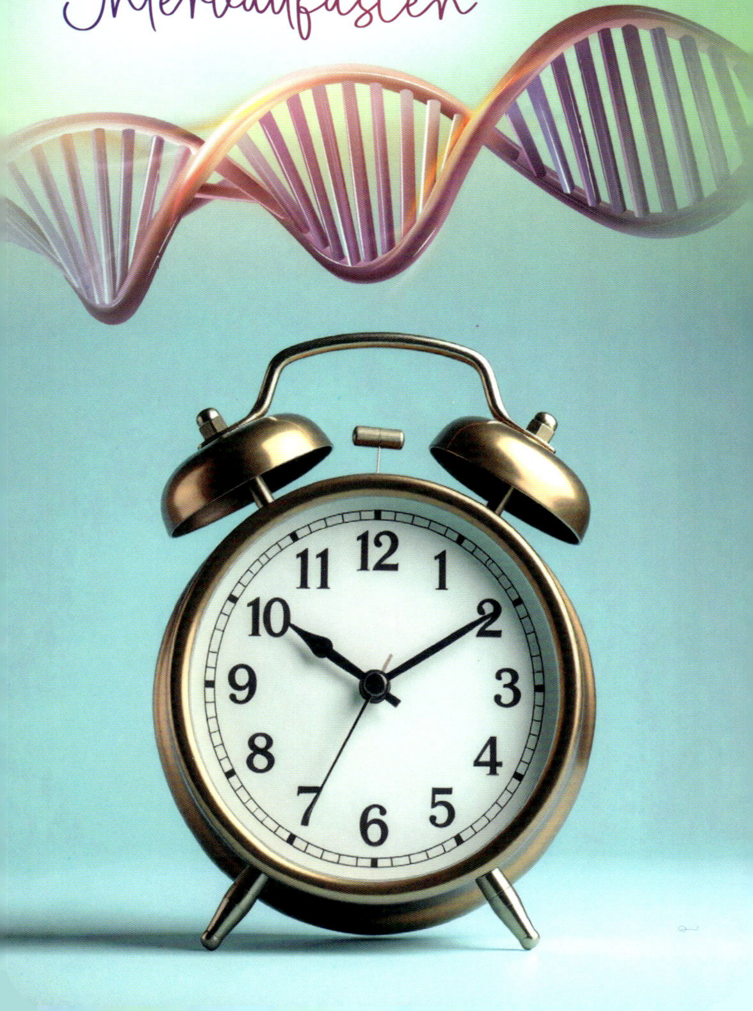

16:8 und 5:2

Eine dauerhaft zu hohe Kalorienzufuhr kann zu einer Ansammlung von viszeralem Fett führen. Es umgibt die inneren Organe, fördert Entzündungen und erhöht das Risiko für Herz-Kreislauf-Erkrankungen, Diabetes Typ 2, Bluthochdruck und Fettleber.

Intervallfasten bringt die körpereigenen Reinigungsprozesse (Autophagie) in Gang und hilft dabei, die Kalorienaufnahme zu reduzieren.

- **16:8-Methode:** 16 Stunden wird gefastet, innerhalb der übrigen 8 Stunden findet die Nahrungsaufnahme statt.
- **5:2-Methode:** An 2 Tagen wird maximal 25% des Kalorienbedarfs zu sich genommen, während der Rest der Woche normal gegessen wird.

Tipps für die Fastenpause

Meide möglichst raffinierte Kohlenhydrate und energiereiche Lebensmittel wie Softdrinks, Pommes, Chips oder Fast Food. Greife stattdessen lieber zu ballaststoffreichem Gemüse, frischem Obst, Hülsenfrüchten und mageren Proteinquellen – sie machen länger satt und stabilisieren den Blutzuckerspiegel, wodurch Heißhungerattacken ausbleiben.

Stressmanagement

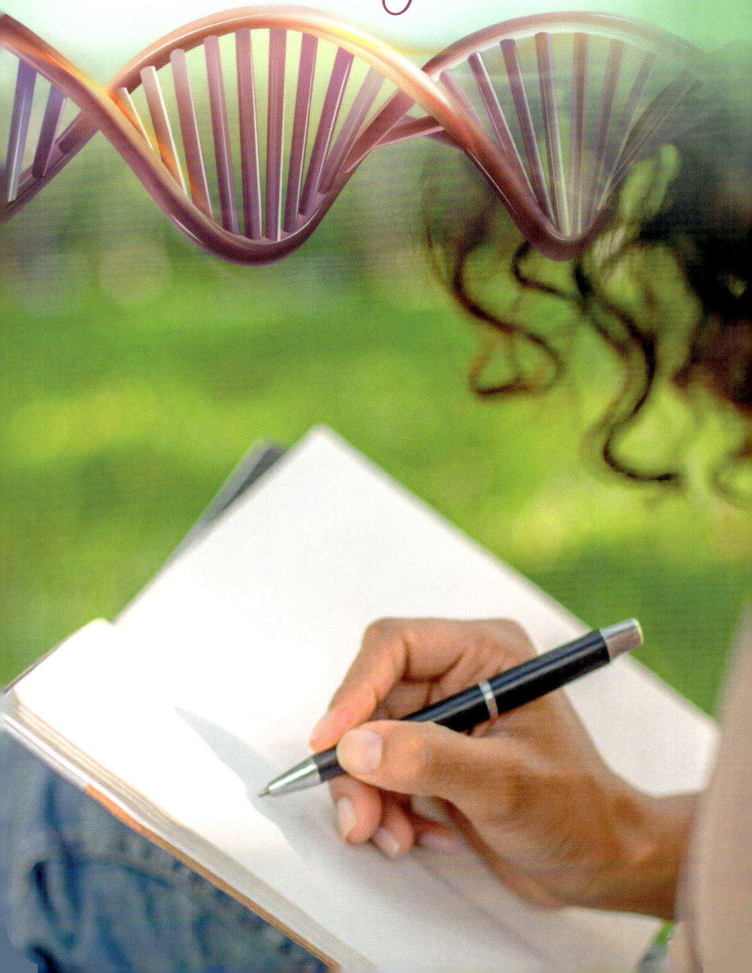

Höher, schneller, weiter?

Stress betrifft Menschen weltweit, und die Anforderungen im Alltag steigen ständig. Wer dauerhaft unter Druck steht und keine Erholung findet, ist auf dem Weg ins gefürchtete Burn-out. Stress führt oft zu ungesunden Essgewohnheiten, Heißhungerattacken und Verdauungsproblemen. Er verstärkt Ängste, Depressionen und Schlafstörungen, schwächt das Immunsystem und erhöht das Risiko für Infektionen, Bluthochdruck und Herzkrankheiten.

Druck rauslassen

Effizientes Stressmanagement hilft, langfristig **gesund** und **leistungsfähig** zu bleiben:

- Erstelle To-do-Listen, setze Prioritäten, und konzentriere dich auf die wichtigsten Aufgaben.
- Plane Auszeiten ein.
- Praktiziere Meditation, Yoga, Autogenes Training oder andere Entspannungstechniken.
- Ernähre dich gesund, und sorge dafür, dass du ausreichend Schlaf bekommst.
- Versuche, positiv zu denken, indem du Herausforderungen als Chancen betrachtest.

Tanzen

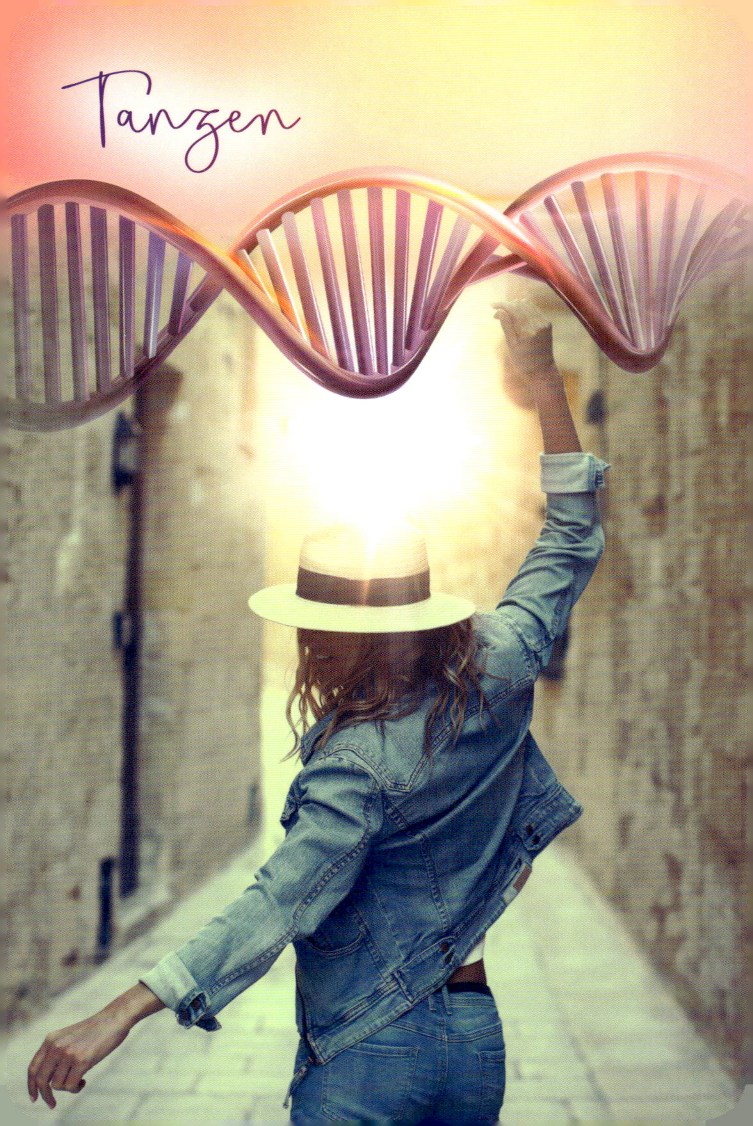

In Schwung bleiben

Tanzen ist ein Ganzkörpertraining, das die Muskulatur, das Herz-Kreislauf-System und die Knochendichte stärkt. Es verbessert das Körpergefühl, die Koordination sowie die Beweglichkeit. Gleichzeitig fördert Tanzen durch das Einüben von Schritten und Choreografien das Gedächtnis und erhöht das Reaktionstempo, wodurch Demenzrisiko und Sturzgefahr sinken.

Auch die Psyche profitiert: Tanzen steigert das Selbstwertgefühl, lindert Stress und Depressionen. In der Gruppe oder mit einem Partner wird das Gefühl von Verbundenheit bzw. die Beziehung gestärkt.

Let's dance

- **Walzer und Tango** fördern die Haltung und Balance.
- **Zumba und Salsa** erhöhen die Ausdauer.
- **Ballett** verbessert die Flexibilität.
- **Freies Tanzen** baut Stress ab.

Entscheidend ist, dass dir der Tanzstil Spaß macht – das steigert deine Motivation und erhöht die gesundheitlichen Effekte.

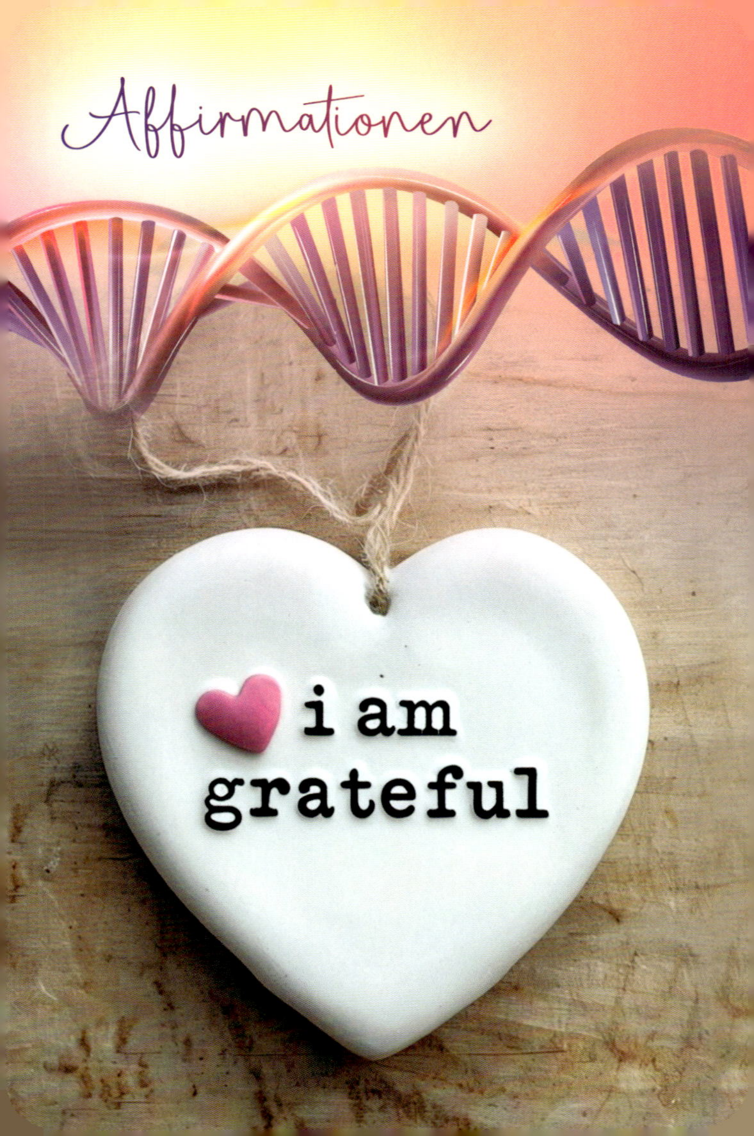
Affirmationen
i am
grateful

One day or day one?

Oft verschwinden gute Vorsätze schnell wieder in der Versenkung, weil der Start immer aufs Neue verschoben wird. Affirmationen helfen, den ersten Schritt zu gehen. Dabei handelt es sich um positive Aussagen, die wiederholt werden, um das Unterbewusstsein zu beeinflussen und positive Veränderungen zu fördern. Sie unterstützen dabei, negative **Gedankenmuster** zu durchbrechen, das **Selbstbewusstsein** zu stärken und **Ziele** klarer zu verfolgen.

Longevity-Kurzmentaltraining

Setze dich entspannt hin, und lies dir die folgenden Affirmationen laut vor:

- »Ich bin und bleibe gesund.«
- »Mein Körper arbeitet zuverlässig, und jede meiner Zellen erfüllt ihre Aufgabe.«
- »Ich nehme die Signale meines Körpers wahr und gehe achtsam mit ihm um.«
- »Ich bin dankbar für meine Vitalität, Kraft und Gesundheit.«
- »Energie und Lebensfreude durchströmen und erneuern mich Tag für Tag.«
- »Ich pflege meinen Körper und halte ihn jung.«

Cacao

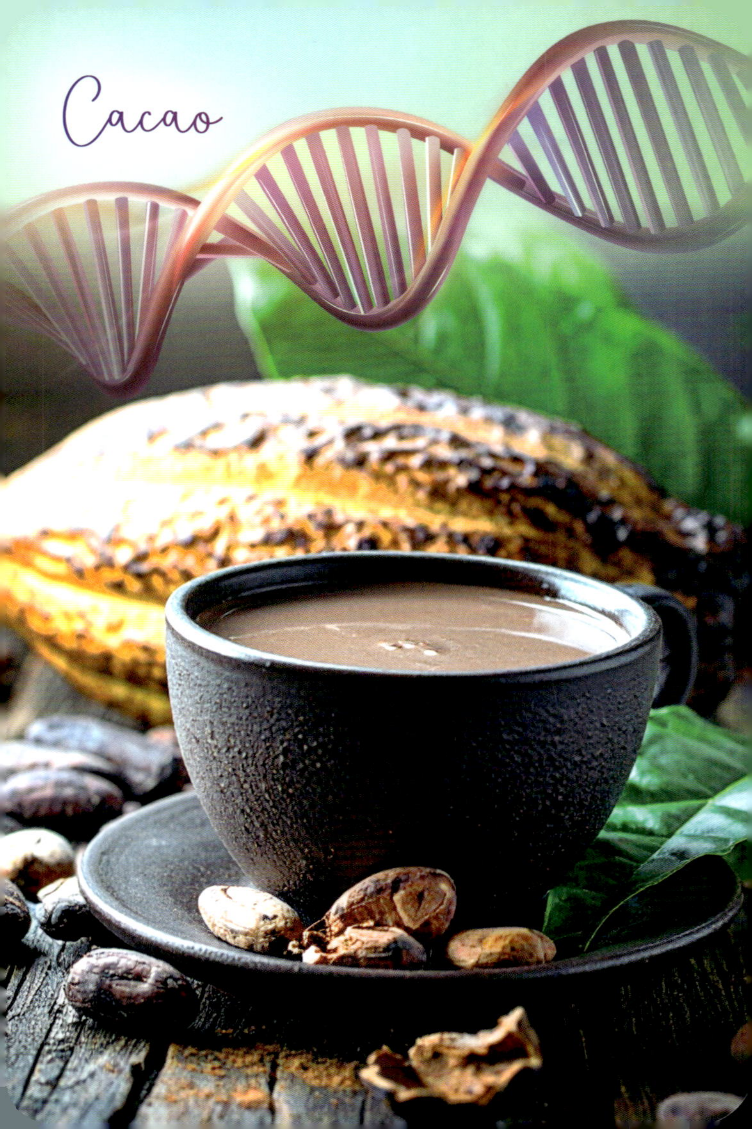

Ein Geschenk der Götter

Für die Maya war der Cacao-Baum mit seinen Früchten heilig. Rohe Cacao-Bohnen enthalten über 300 die Gesundheit fördernde Inhaltsstoffe, z. B.:

- **Anandamid** hebt die Stimmung.
- **Arginin** senkt den Blutdruck.
- **Eisen** unterstützt die Sauerstoffversorgung.
- **Flavonoide** stärken das Herz-Kreislauf-System.
- **Kalium** reguliert den Wasserhaushalt.
- **Kalzium** sorgt für stabile Knochen und Zähne.
- **Magnesium** ist wichtig für die Muskelfunktion.
- **Serotonin** macht glücklich.
- **Theobromin** wirkt anregend.
- **Vitamin E** deaktiviert freie Radikale.
- **Zink** fördert die Wundheilung.

Cacao-Zeremonie

Wie wäre es mit etwas Zeit für dich? Eine Cacao-Zeremonie schenkt dir eine Pause vom Alltag. Das Ritual unterstützt dich bei deiner Bewusstseinsarbeit, öffnet das Herz, berührt auf Seelenebene, stärkt die unteren Energiezentren, die für Kreativität und Urvertrauen stehen, und kann emotionale Blockaden lösen.

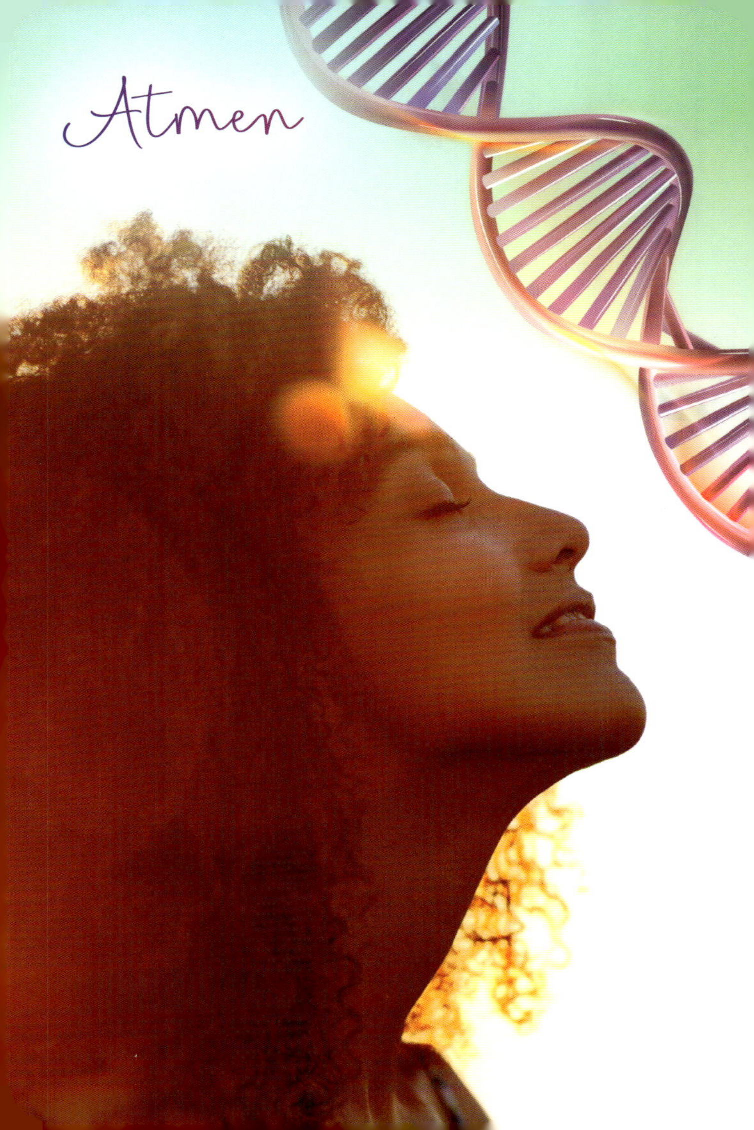
Atmen

Wer lebt, der atmet

Doch nicht jeder atmet richtig. Das kann zu gesundheitlichen Problemen und einem stark beschleunigten Alterungsprozess führen.

Die Vollatmung ist eine Atemtechnik, bei der Bauch und Brustkorb gleichermaßen einbezogen werden. Sie optimiert:

- die Sauerstoffversorgung
- die Zwerchfellfunktion
- die Atemmuskulatur

Das entspannt und wirkt sich positiv auf die Körperhaltung, Konzentration und Vitalität aus.

Vollatmung

Setze dich aufrecht hin. Atme ruhig ein und aus. Lege eine Hand auf deinen Brustkorb, und spüre, wie er sich hebt und senkt. Platziere die Hand auf deinem Bauch. Beim Einatmen sollte er sich nach außen wölben und beim Ausatmen sich nach innen ziehen. Lege zuletzt beide Hände an die Flanken der unteren Rippen. Atme gegen die Hände, und nimm wahr, wie sich deine Rippen nach außen schieben.

Übungsdauer: 2–3 Minuten

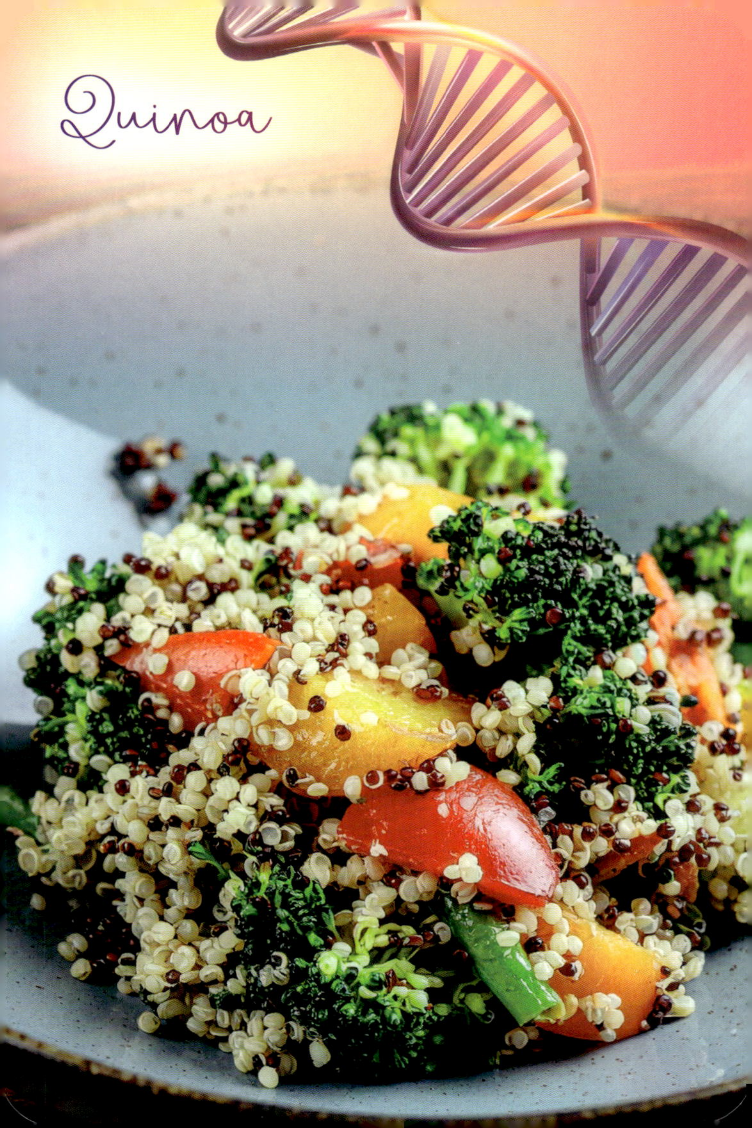
Quinoa

Das goldene Korn

Quinoa ist glutenfrei und liefert hochwertiges pflanzliches Eiweiß. Es enthält alle essenziellen Aminosäuren im idealen Verhältnis und kann daher tierische Lebensmittel ersetzen. Des Weiteren punktet das Pseudogetreide mit komplexen Kohlenhydraten, die lange satt machen, Ballaststoffen, Magnesium, Kalzium, Antioxidantien und sekundären Pflanzenstoffen.

Das Gold der Anden:

- wirkt entzündungshemmend, antimikrobiell und krebshemmend
- senkt den Cholesterinspiegel
- beugt Herz-Kreislauf-Erkrankungen und Diabetes Typ 2 vor
- kann Migräne lindern
- hilft beim Abnehmen
- hält die Haut straff und schön

Süß oder herzhaft

- **Frühstücksbrei:** Gare den Quinoa in Mandelmilch, und verfeinere ihn mit Zimt, Honig und Früchten.
- **Salat:** Mische die in Wasser oder Brühe gekochten Körner mit gehacktem Gemüse, frischen Kräutern, etwas Olivenöl und Zitronensaft.

Progressive Muskelentspannung

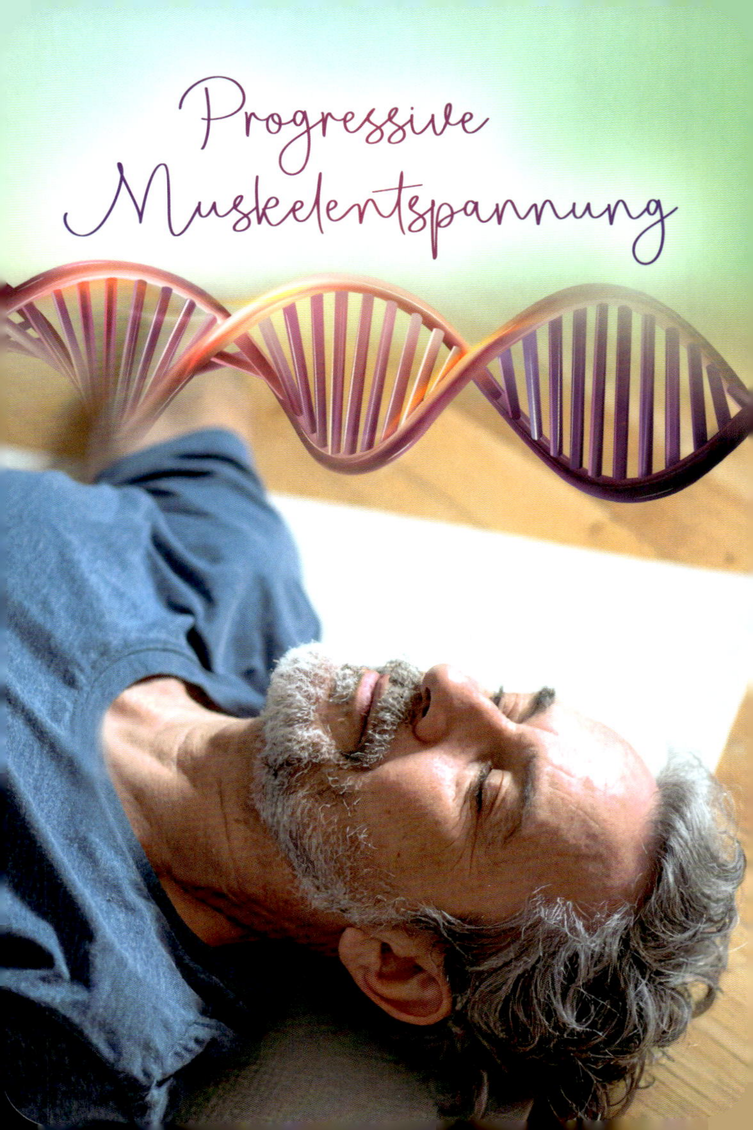

Anspannen und entspannen

Bei der Progressiven Muskelentspannung werden nacheinander Muskelpartien angespannt, die Spannung wird kurz gehalten und anschließend gelöst.

Diese **einfache Methode:**

- baut Stress ab
- verbessert die Schlafqualität
- lindert chronische Schmerzen
- reguliert den Blutdruck
- entlastet das Herz-Kreislauf-System
- reduziert Angstzustände
- stärkt die Konzentration
- steigert das allgemeine Wohlbefinden

Bauch, Rücken, Po

Lege dich bequem hin, schließe die Augen, und atme ruhig ein und aus. Ziehe den Bauch ein, halte kurz die Spannung, und lass dann vollständig los. Hebe den Rücken leicht vom Boden ab, spüre die Anspannung, während du ruhig weiteratmest, und löse sie dann, indem du den Rücken wieder senkst. Spanne das Gesäß an, halte die Spannung, dann lass sie wieder los. Atme zum Abschluss tief durch, und öffne die Augen.

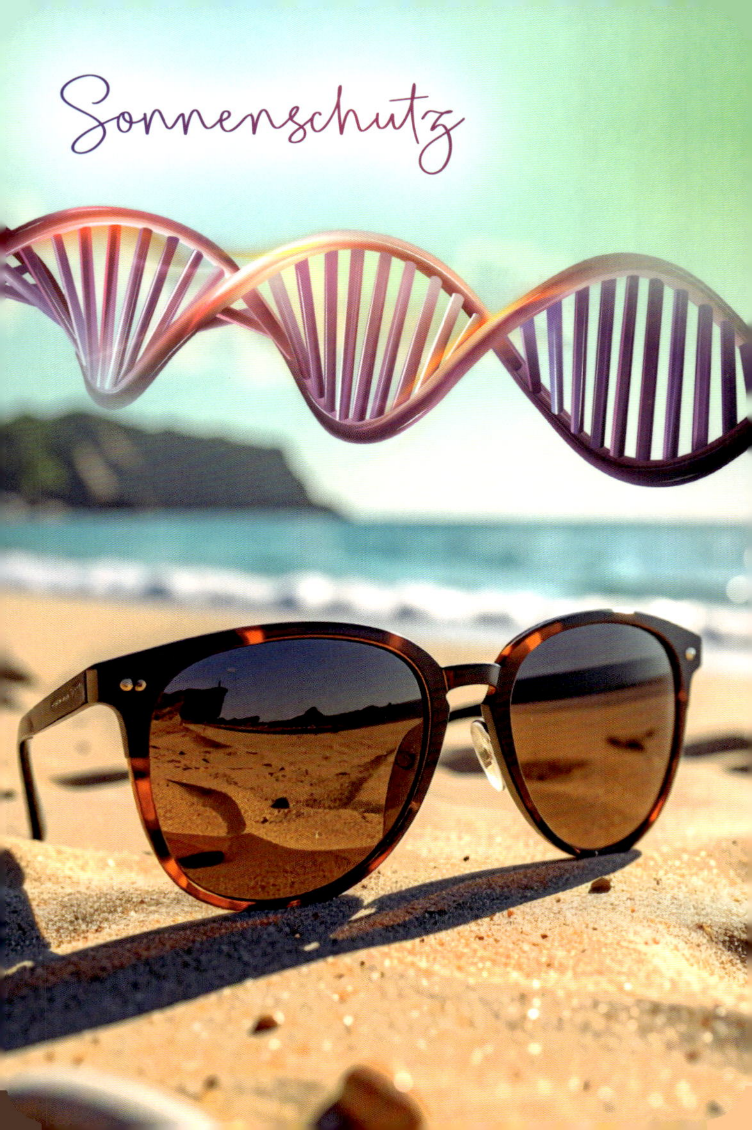
Sonnenschutz

Sonne? Jein!

Die Sonne ist wichtig für die Produktion von **Vitamin D,** das z.B. die Knochengesundheit unterstützt und das Immunsystem stärkt.

Doch zu viel Sonne ist gefährlich. UV-A-Strahlen dringen tief in die Haut ein und fördern Pigmentflecken sowie eine vorzeitige Faltenbildung. UV-B-Strahlen sind die Hauptursache für Sonnenbrand und schädigen die DNA der Hautzellen, wodurch das Risiko für schwarzen Hautkrebs steigt.

Dos & Don'ts

- Bei längerem Aufenthalt im Freien trage vor der Sonne schützende Kleidung, eine Sonnenbrille mit UV-Schutz und eine Kopfbedeckung.
- Verwende Sonnencremes mit mineralischen UV-Filtern und mindestens LSF 30 – auch an bewölkten Tagen.
- Meide v.a. im Sommer die Mittagssonne zwischen 11 und 15 Uhr, und suche lieber Schatten auf.
- Verzichte auf den Besuch von Solarien.
- Lass regelmäßig deine Haut von einem Dermatologen untersuchen, um Veränderungen frühzeitig zu erkennen.

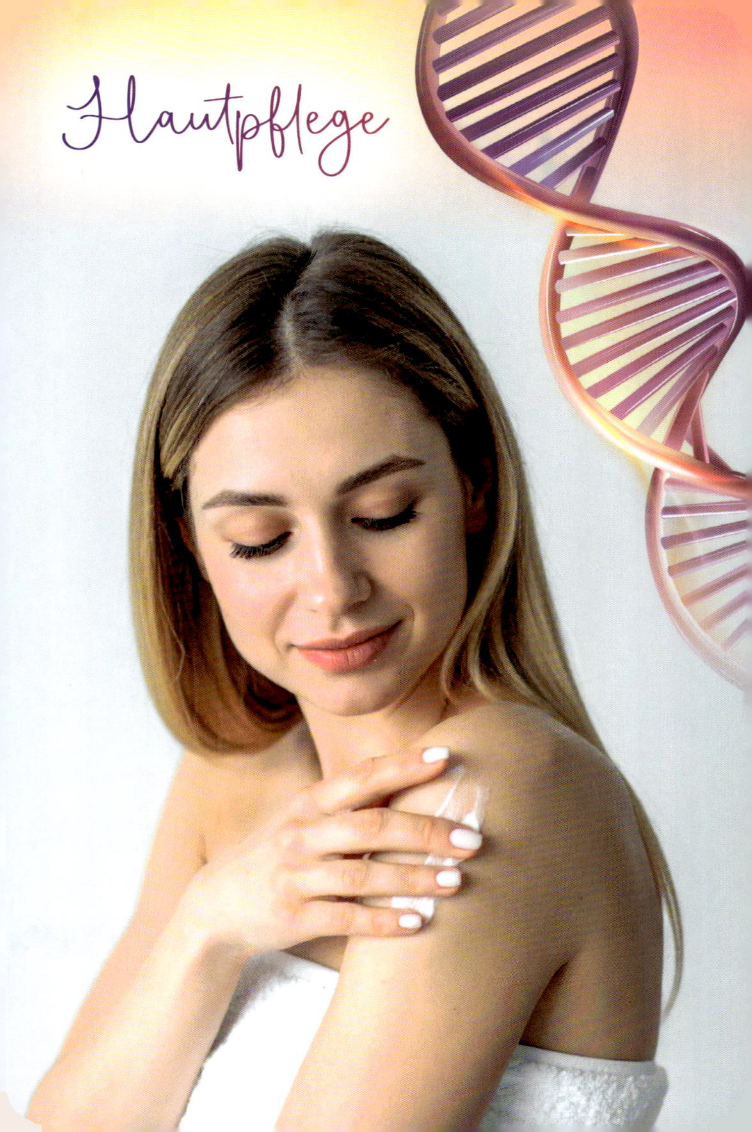
Hautpflege

Mach es selbst

DIY – Do it yourself – ist mehr als nur ein Trend. Diese Lebensphilosophie ermutigt dazu, das eigene Leben aktiv zu gestalten und persönliche Ziele zu verfolgen.

Auch im Bereich Hautpflege lässt sich vieles selbst in die Hand nehmen und herstellen. Die folgenden bewährten Rezepte sind unkompliziert, kostengünstig und zu 100% natürlich.

Well-Aging-Produkte

- **Avocado-Honig-Maske:** Zerdrücke ½ Avocado, und mische sie mit 1 EL Honig. Die Maske versorgt die Haut mit Feuchtigkeit und Antioxidantien.
- **Grüner-Tee-Toner:** Abgekühlter Grüntee erfrischt, beruhigt und schützt die Haut.
- **Kokosöl-Zucker-Peeling:** 2 EL Kokosöl mit 3 EL Zucker kombiniert ergeben ein Peeling, das abgestorbene Hautzellen sanft entfernt und die Haut geschmeidig macht.
- **Honig-Joghurt-Maske:** 2 EL Joghurt mit 1 EL Honig vermischt hydratisieren die Haut und fördern deren Elastizität.

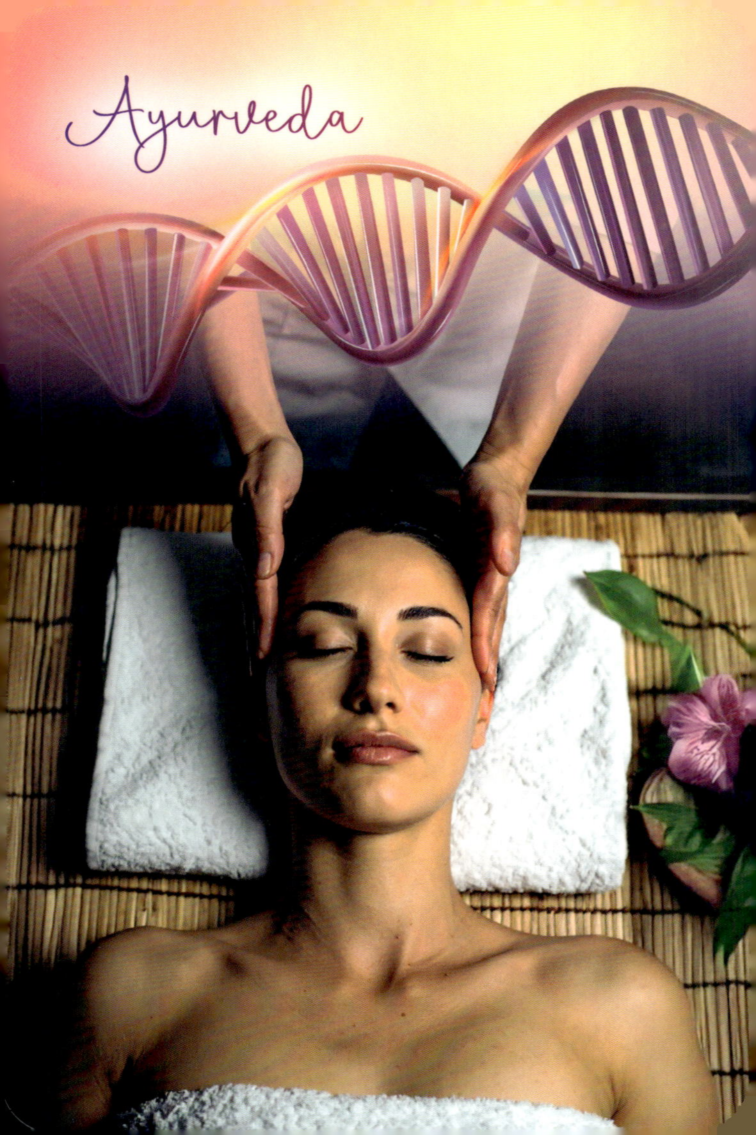
Ayurveda

Das Wissen vom Leben

Das Ziel der indischen Heilkunst Ayurveda ist es, Körper, Geist und Seele in Einklang zu bringen. Sie nutzt Ernährung, Kräuter, Massagen und Meditation, um die Gesundheit zu fördern und Krankheiten vorzubeugen. So können der Körper entgiftet, das Immunsystem gestärkt, Entzündungen bekämpft, die Verdauung unterstützt, Stress abgebaut, Vitalität gefördert und die Haut verjüngt werden. Eine an den individuellen Dosha-Typ angepasste Ernährung hilft, die innere Balance zu bewahren.

Öl-Anwendungen

»Panchakarma« ist eine ayurvedische Entgiftungskur, bei der die vollständige Lebensenergie wiederhergestellt wird. Folgende Praktiken gehören dazu:

- **Abhyanga** – eine Massage mit Kräuterölen, die die Durchblutung fördert und die Haut nährt
- **Shirodhara** – ein kontinuierlicher Strahl warmen Öls, sanft auf die Stirn gegossen, entspannt
- **Nasya** – eine Nasenreinigung mit Kräuterölen, die die Atemwege befreit

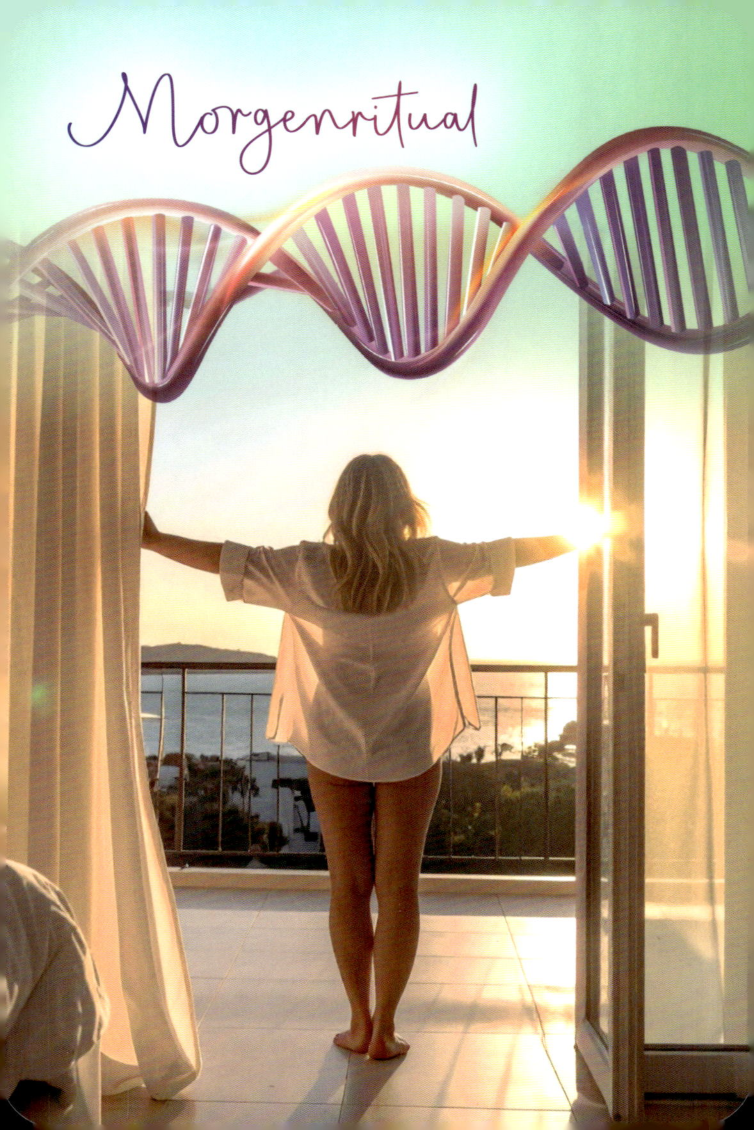
Morgenritual

Bewusster Tagesbeginn

Jede Morgenroutine kann zu einem **Energie spendenden Ritual** werden. Mögliche Bestandteile sind z. B.:

- Ölziehen und ein Glas warmes Wasser trinken
- sanfte Dehnübungen
- frische Luft tanken und Tautreten
- ein Dankbarkeitstagebuch führen
- eine kurze Traumreise

Morgenmeditation

Du bist gerade aufgewacht und liegst noch im Bett. Schließe die Augen, und atme tief in den Bauchraum. Dein Körper ist warm und entspannt. Vor deinem inneren Auge erscheint ein wunderschöner Wald. Du tauchst in ihn ein, hörst das Zwitschern der Vögel und riechst den würzigen Duft. Nun öffnet sich vor dir eine Lichtung. Hier lässt du dich nieder. Der Morgentau glitzert auf den Gräsern, die Sonne wärmt dich, und eine sanfte Brise streicht durch dein Haar. Atme die Lebenskraft ein, die dich umgibt. Spüre, wie sie dich erfüllt und dir frische Energie verleiht. Verweile noch einen Moment. Dann erhebe dich, und kehre gestärkt ins Hier und Jetzt zurück. Öffne die Augen, und strecke dich.

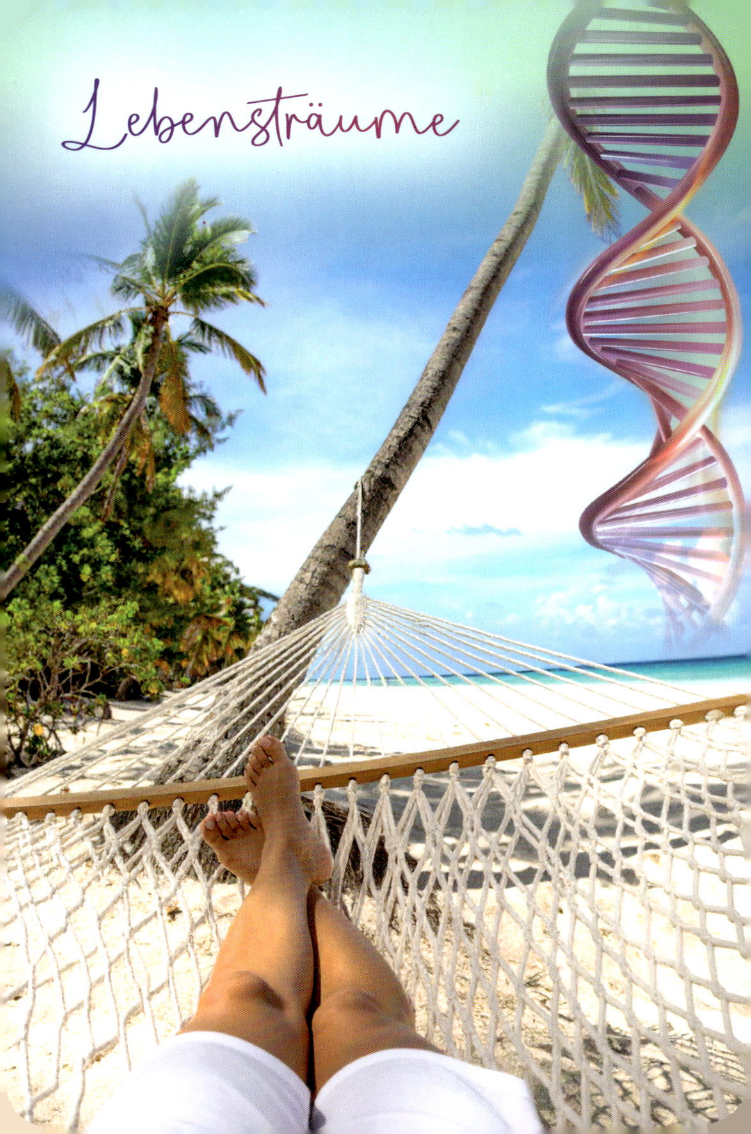
Lebensträume

Erfolgsfaktor Mindset

Das Verfolgen und Realisieren von Lebensträumen gibt Orientierung und verleiht dem Leben Sinn. Es hilft, eine tiefe innere Freude zu entwickeln, Herausforderungen besser zu meistern und den eigenen Antrieb zu stärken. **Erfüllte Träume halten jung,** weil sie Zufriedenheit schenken und sich so positiv auf die geistige und körperliche Gesundheit auswirken.

Motivations-Häppchen

- Sei stolz auf alles, was du schon erreicht hast.
- Höre auf dein Herz, denn es kennt dich am besten.
- Zeige dich, wie du wirklich bist – sei authentisch.
- Traue dich, neue Wege zu gehen – Veränderung bringt Wachstum.
- Mache dir bewusst: Innere Blockaden sind da, um überwunden zu werden.
- Finde Menschen, die deine Lebensträume teilen und dich darin bestärken, sie umzusetzen.
- Lass dich von Menschen inspirieren, die Großes wagen und auch einmal Risiken eingehen.
- Bleibe dran – jeder kleine Schritt bringt dich deinem Ziel näher.
- Denke daran: Es ist nie zu spät, einen Traum zu verwirklichen.

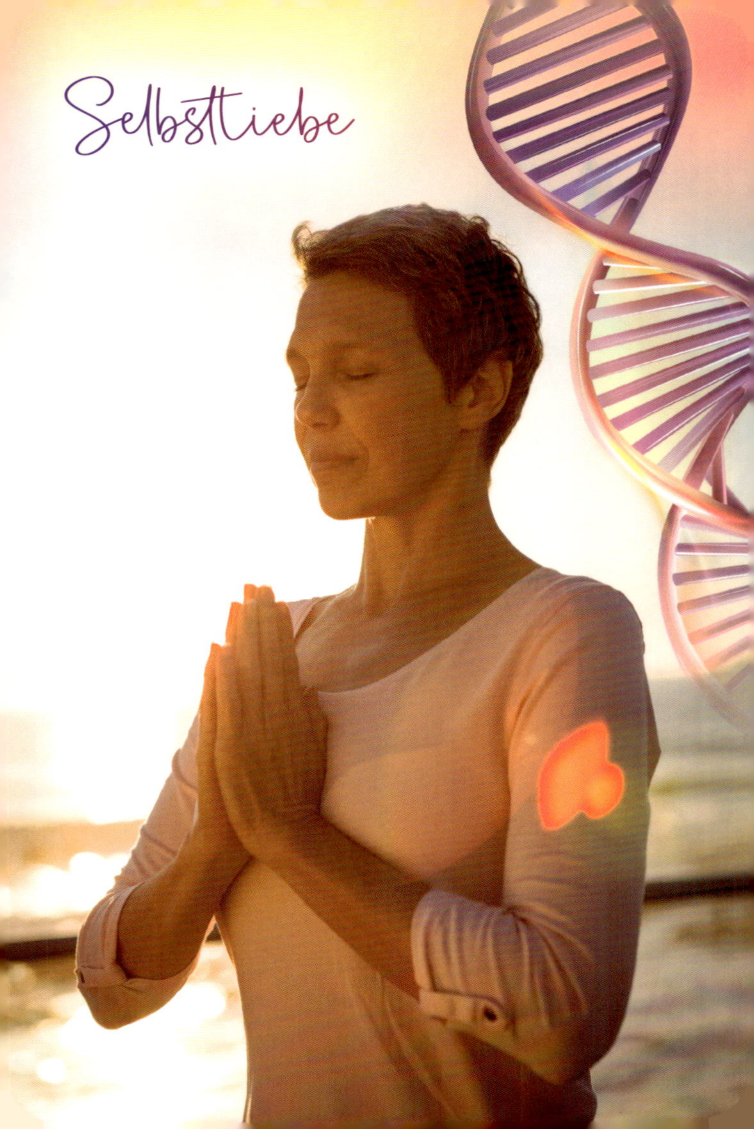
Selbstliebe

I ♥ myself

Selbstliebe ist überhaupt nicht egoistisch, sondern das Fundament eines erfüllten Lebens. Sie stärkt das Selbstbewusstsein, die Resilienz und die Beziehungsfähigkeit, reduziert Stress, kurbelt das Immunsystem an und fördert eine positive Grundeinstellung. Wer sich selbst liebt, achtet auf sich, strahlt Zufriedenheit aus und wirkt zudem jugendlicher und attraktiver. **Gesunde Gedanken halten gesund.**

Selfcare – sei gut zu dir

- Lass Glaubenssätze los, die dich klein machen.
- Umarme dein Inneres Kind.
- Höre auf dein Herz.
- Dein Körper ist dein Tempel – behandle ihn so.
- Nutze deinen Atem bewusst als Quelle der Ruhe und Energie.
- Nimm dir Zeit für den wichtigsten Menschen in deinem Leben – dich.
- Setze Grenzen, und sage auch mal Nein.
- Erstelle für schwierige Zeiten eine Liste mit Dingen, die dir Kraft geben.
- Ernähre dich gesund und ausgewogen.

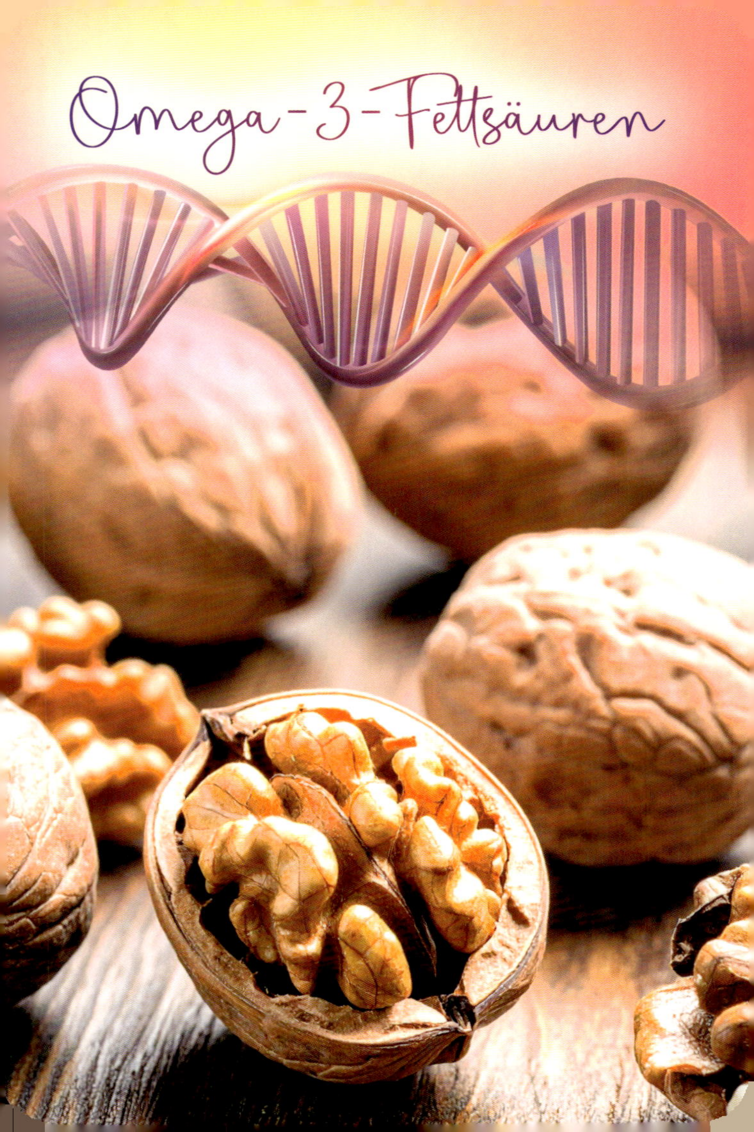
Omega-3-Fettsäuren

Wie geölt

Omega-3-Fettsäuren werden im gesamten Organismus benötigt. Sie unterstützen den Zellstoffwechsel, stärken das Immunsystem, schützen das Herz und verbessern die Beweglichkeit der Gelenke. Auch optimieren sie die Blutfettwerte, reduzieren den Blutzuckerspiegel, verdünnen das Blut, wodurch das Risiko von Blutgerinnseln gesenkt wird, bringen das Hormonsystem ins Gleichgewicht und hemmen chronische Entzündungen. Zudem sorgen sie für straffe Haut und kräftiges Haar, fördern die Sehkraft und steigern die Konzentrationsfähigkeit.

So klappt's mit Omega-3

Omega-3-Fettsäuren sind essenziell, das heißt, der Körper kann sie nicht selbst herstellen. Daher solltest du sie regelmäßig in deinen Speiseplan integrieren:

- **Lein-, Chia- und Walnussöl** sind reich an Alpha-Linolsäure, der kurzkettigen Omega-3-Fettsäure. Verwende die hitzeempfindlichen Öle für kalte Gerichte wie Salate.
- **Seefische** liefern besonders viel EPA und DHA. Sie nehmen sie über Mikroalgen auf – entweder direkt oder über Beutetiere, die sich von Algen ernähren.

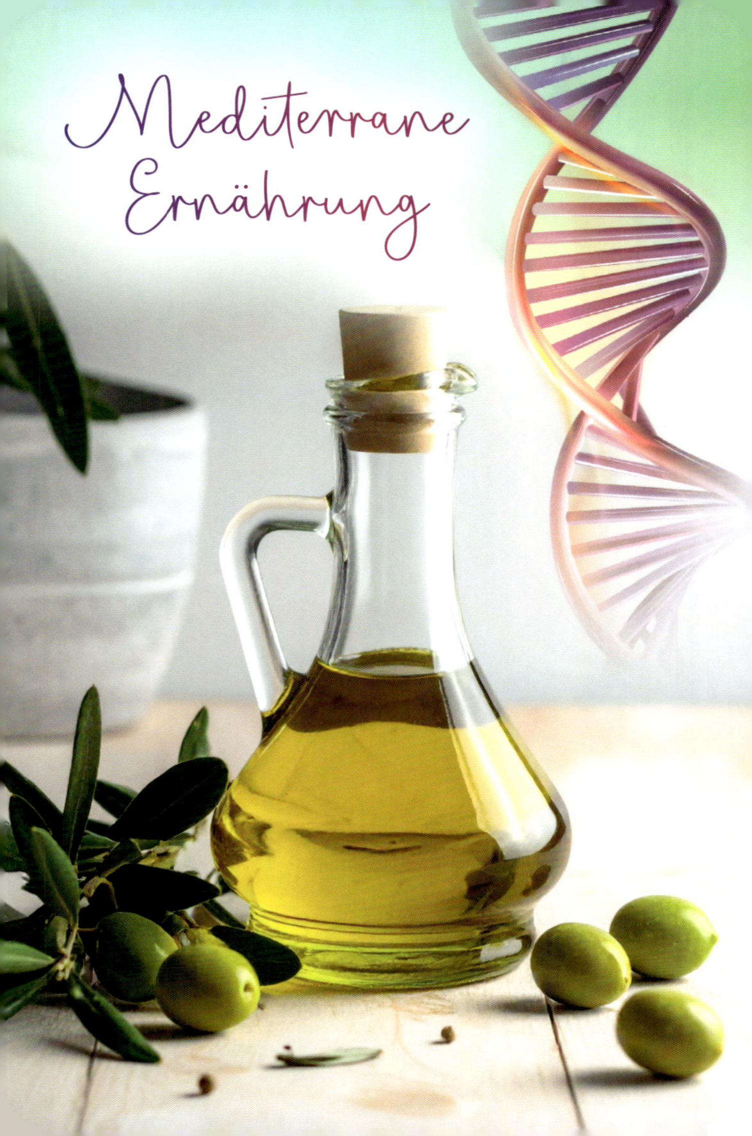
Mediterrane
Ernährung

Lebensmittel vs. Nahrungsmittel

Die mediterrane Küche ist nicht nur eine Ernährungsweise, sondern auch eine Lebenseinstellung, die Genuss und Gesundheit miteinander verbindet. Sie wirkt sich positiv auf die Lebenserwartung aus und senkt nachweislich das Risiko für typische Zivilisationskranheiten wie Diabetes Typ 2.

Im Mittelpunkt stehen **frische und natürliche Lebensmittel:**

- Gemüse wie Tomaten, Paprika und Zucchini
- Hülsenfrüchte wie Linsen und Kichererbsen
- Obst wie Orangen und Feigen
- Fisch und Meeresfrüchte
- Vollkornprodukte
- Nüsse und kalt gepresstes Olivenöl

Gewürzt wird mit Knoblauch sowie aromatischen Kräutern wie Basilikum und Oregano.

Was kommt auf den Tisch?

Klassische Gerichte sind z. B. Ratatouille, griechischer Salat und gegrilltes Gemüse. Fleisch, Eier, Weißmehl, Milchprodukte, Zucker und Salz sind kein Tabu, du solltest sie aber nur in Maßen genießen.

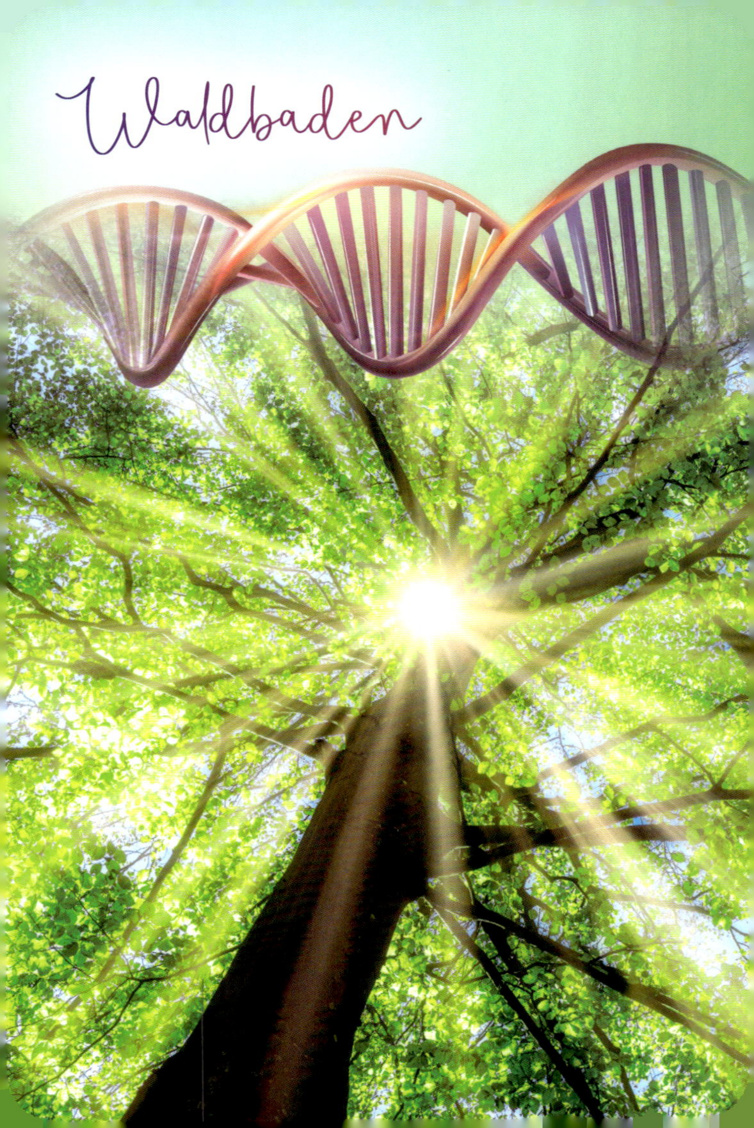
Waldbaden

Shinrin Yoku

Der Begriff kommt aus Japan und bedeutet »mit allen Sinnen in die Atmosphäre des Waldes eintauchen«. Es ist eine achtsame Erfahrung, bei der man die Natur mit allen Sinnen erfährt. Ziel ist es, den Alltag hinter sich zu lassen und die heilsame Wirkung des Waldes auf Körper und Geist zu erfahren. Die Terpene, die ätherischen Öle der Bäume, stärken das Immunsystem, schützen die Zellen, senken Stresshormone und wirken entzündungshemmend. Der Parasympathikus, der Herzschlag, Atmung und Verdauung reguliert, wird aktiviert, das Nervensystem regeneriert sich. Schon 20 Minuten im Wald senken den Cortisolspiegel und heben die Stimmung.

Eintauchen, durchatmen, auftanken

- **Gehe langsam:** Nicht hetzen, sondern schlendern.
- **Werde still:** Weniger reden, mehr lauschen.
- **Sieh bewusst:** Lichtspiele, Bewegungen im Laub, Grün in allen Facetten …
- **Atme tief:** Waldluft ist pure Medizin.
- **Nimm Kontakt auf:** Barfuß gehen, an einen Baum anlehnen, auf Moos sitzen …
- **Mache nichts:** Kein Ziel, kein Plan. Nur du und der Wald.

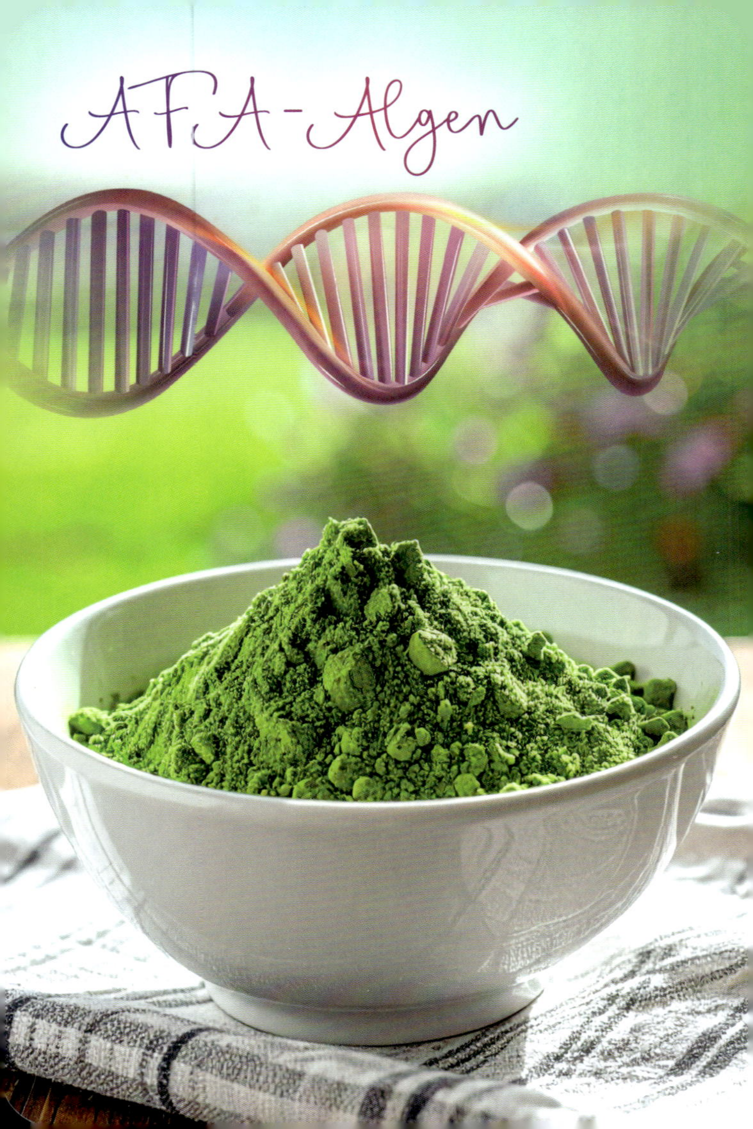
AFA-Algen

Kraftpaket aus dem Wasser

Die AFA-Alge bzw. Wasserblüte wächst wild im Oberen Klamath-See in Oregon (USA), einem der nährstoffreichsten Gewässer der Erde. Sie enthält **über 100 bioaktive Substanzen:**

- 20 Aminosäuren (darunter die 8 essenziellen),
- zahlreiche Vitamine, Mineralstoffe und Spurenelemente
- sekundäre Pflanzenstoffe, essenzielle Fettsäuren und Chlorophyll

Natürlich vital

Egal, ob als Pulver, Kapsel oder Tinktur – wenn du AFA-Algen regelmäßig einnimmst, stärkst du dein Immunsystem, unterstützt die Zellerneuerung und bringst deinen Stoffwechsel in Schwung. Auch die Gehirnfunktion wird angeregt. Die Alge hilft dem Körper, Umweltgifte und Schwermetalle auszuleiten. Ihre bioaktiven Substanzen fördern die Kommunikation zwischen Darm und Gehirn, stabilisieren deine Abwehrkraft und helfen, beginnende Entzündungen und zelluläre Veränderungen zu regulieren. Studien berichten von positiven Effekten bei Depressionen, ADHS und neurodegenerativen Erkrankungen.

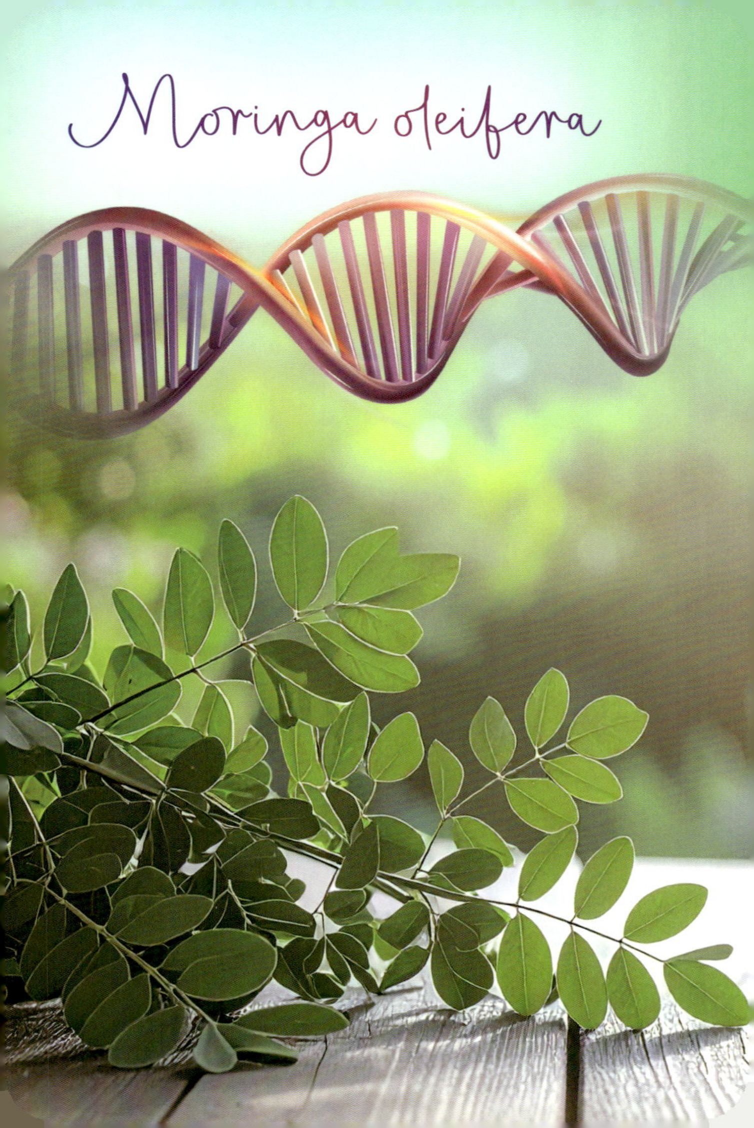
Moringa oleifera

Der Baum des Lebens

Der nordindische Meerrettichbaum liefert eine Fülle an Antioxidantien und Vitalstoffen. Seine Inhaltsstoffe wirken antibakteriell, entzündungshemmend und antiviral, können das Tumorwachstum hemmen und den Alterungsprozess verlangsamen. Moringa oleifera schützt Herz und Gefäße, stärkt das Immunsystem und hilft, freie Radikale unschädlich zu machen. Er beugt Osteoporose, Immunschwäche, dem Nachlassen der Sehkraft und der Konzentration vor. Seine Flavonoide lindern Wechseljahresbeschwerden.

- **Moringa-Tee** hilft bei Durchfall, Bronchitis, Fieber und oxidativem Stress.
- **Moringa-Öl** pflegt, nährt und schützt die Haut.
- **Moringa-Samen** werden zur Entgiftung, zur Regulierung von Blutdruck und Blutzucker sowie bei Entzündungen eingesetzt.

Moringa im Vergleich

Moringa-Pulver steckt voller Nährstoffe: Es enthält 7× mehr Vitamin C als Orangen, 10× mehr Vitamin A als Karotten, 17× mehr Kalzium als Milch, 15× mehr Kalium als Bananen, 25× mehr Eisen als Spinat und 9× mehr Protein als Joghurt.

Faszien

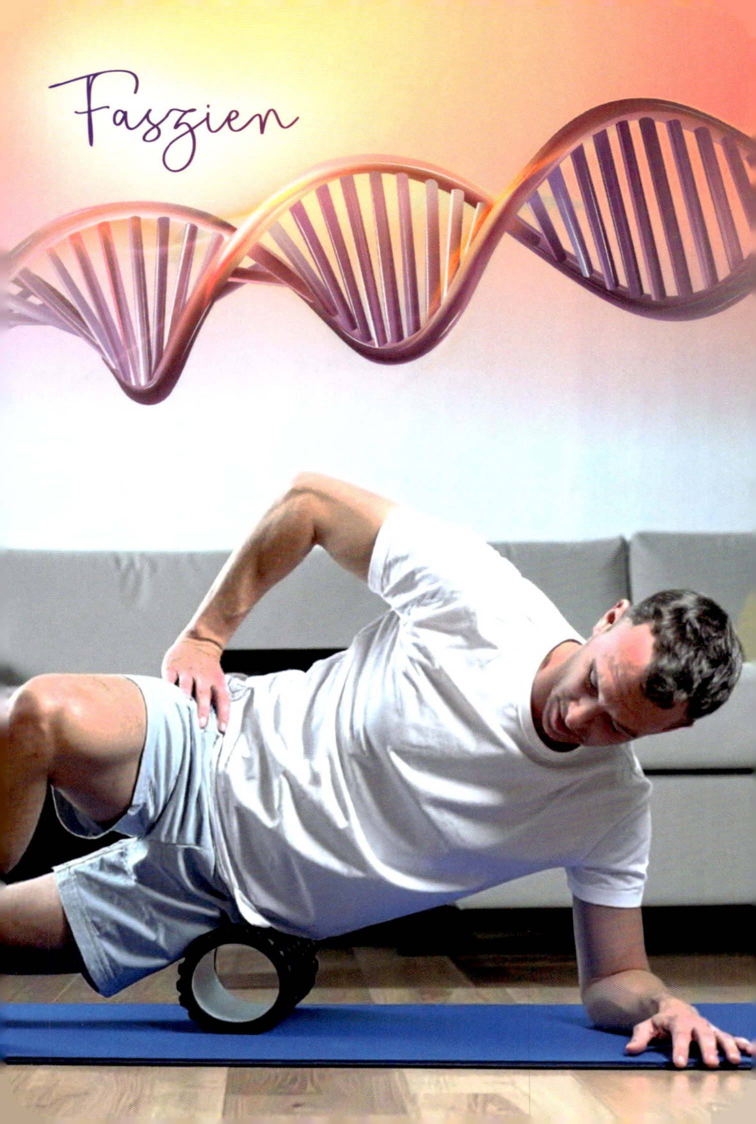

Das unterschätzte Gewebe

Faszien bilden ein Netzwerk aus elastischen Fasern, das Muskeln, Organe, Knochen, Blutgefäße und Nerven umhüllt und schützt. Sie verleihen dem Körper **Halt, Spannkraft, Beweglichkeit** und **Struktur.** Um ihre Funktion erfüllen zu können, müssen sie geschmeidig bleiben. Wenn Faszien durch Bewegungsmangel oder Stress verkleben oder verhärten, wird die Zirkulation des Gewebewassers behindert, was zu Schmerzen und Bewegungseinschränkungen führen kann.

Ganz geschmeidig

- Trainiere deine Faszien, z. B. mit Faszienrollen und durch Dehnungsübungen.
- Bewege dich regelmäßig, gehe spazieren, walke oder schwimme.
- Ernähre dich basisch, und trinke viel stilles Wasser.
- Vermeide Stress, und sorge für wohltuende Entspannung.
- Gönne dir Faszienmassagen, um Verklebungen zu lösen und die Durchblutung zu fördern.
- Damit sich deine Faszien regenerieren können, ist ausreichend Schlaf wichtig – am besten auf dem Rücken und einer hochwertigen Matratze.

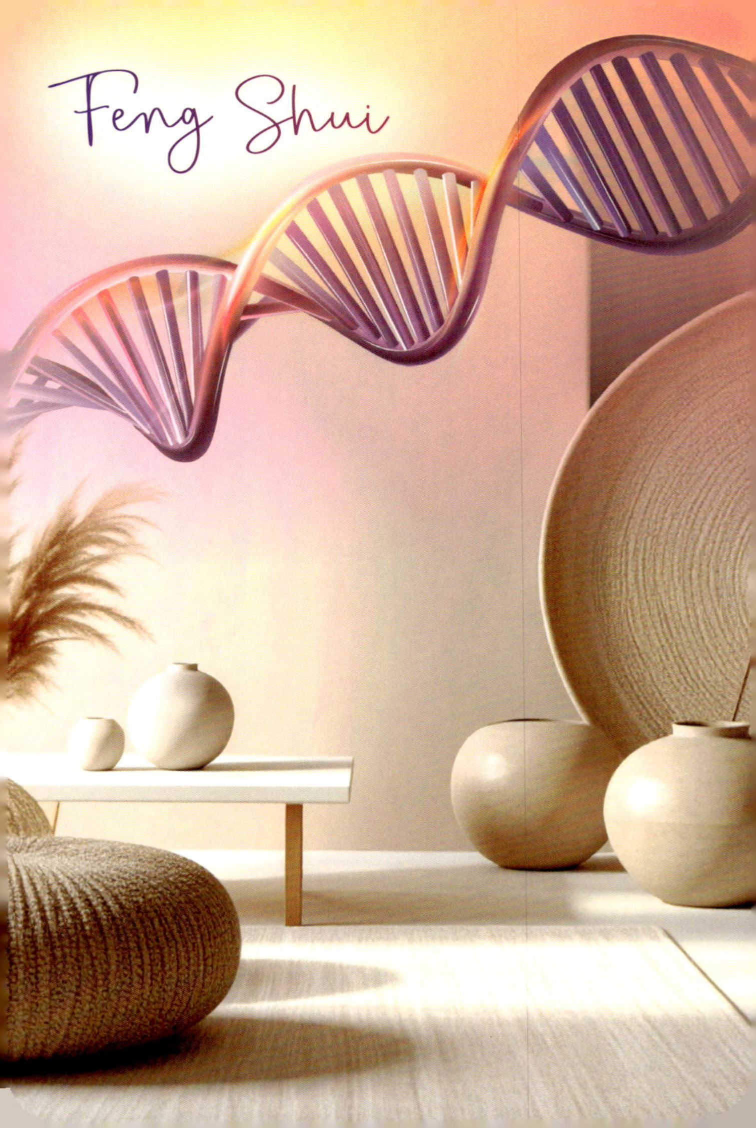
Feng Shui

Leben im Fluss

Feng Shui, übersetzt »Wind und Wasser«, ist die chinesische Lehre vom Einklang des Menschen mit seiner Umgebung. Im Zentrum steht das **Qi – die Lebensenergie,** die durch alles fließt: Räume, Körper, Natur. Ist das Qi in den Wohn- und Lebensräumen blockiert, kann das auf Dauer das persönliche Wohlbefinden beeinträchtigen. Unruhe, schlechter Schlaf, innere Anspannung und eine erhöhte Anfälligkeit für Stress und Krankheit sind mögliche Folgen.

Raum für Energie

- Bevorzuge natürliche Materialien wie Holz, Stein und Baumwolle in deinem Zuhause.
- Entrümple und halte Ordnung, damit die Energie ungehindert fließen kann.
- Halte deinen Eingangsbereich frei – hier strömt das Qi herein.
- Belebe deine Wohnräume mit Pflanzen.
- Wähle Farben bewusst. Grün und Blau beruhigen, Rot aktiviert, Gelb fördert die Konzentration.
- Achte auf eine gute Beleuchtung – möglichst mit warmem Licht.
- Platziere dein Bett mit dem Kopfteil zur Wand und den Schreibtisch mit Blick aus dem Fenster.

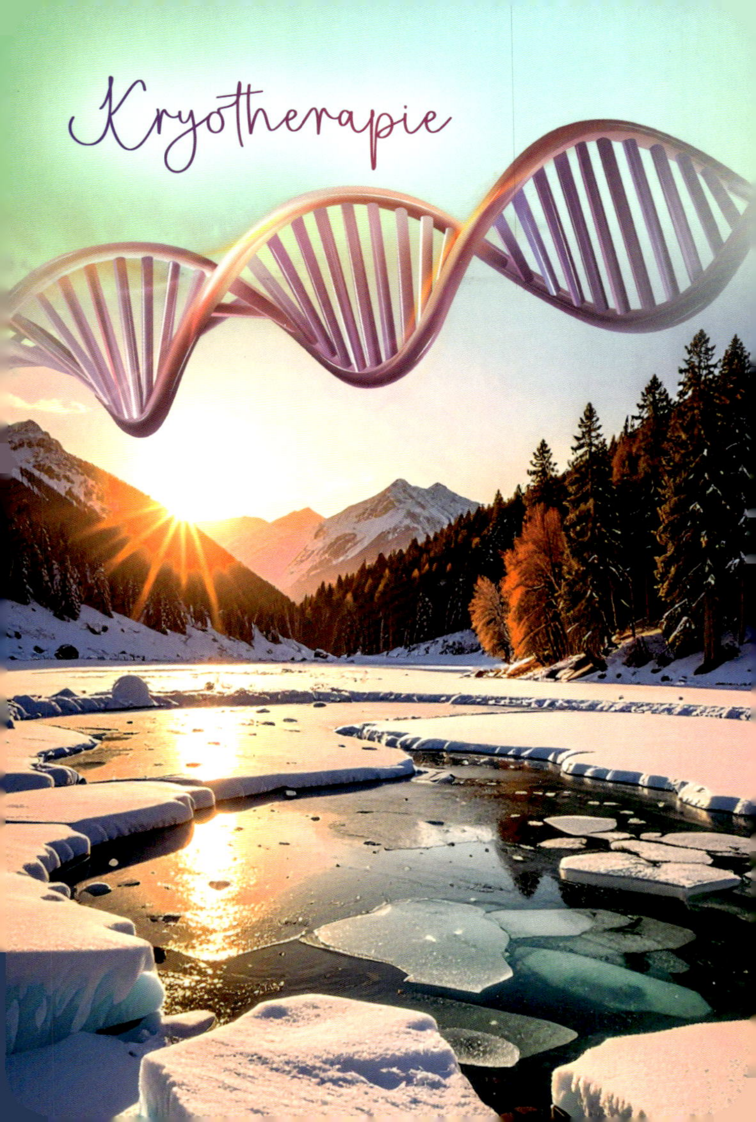
Kryotherapie

Therapeutische Kälte

Kryotherapie ist die gezielte Anwendung von Kälte, um die Regeneration des Körpers anzuregen. Sie reicht von lokalen Anwendungen wie Kältekompressen, Eissprays und Eispackungen bis hin zu Ganzkörperbehandlungen in der Kältekammer oder im Eisbad. Ihre Wirkung ist vielseitig:

- **Schwellungen** gehen zurück.
- **Muskelverspannungen** lösen sich.
- **Schmerzen** lassen nach.
- **Entzündungen** werden gebremst.

Auch bei Multipler Sklerose, Arthritis, Schuppenflechte, Ekzemen und Depressionen kann Kälte positive Effekte zeigen.

Frösteln für die Schönheit

- Lege mit kaltem Schwarztee getränkte Wattepads auf, um die Augenlider abschwellen zu lassen.
- Verwende kühle Stirnwickel, Quarkpackungen oder Beinwickel zur Entspannung und Regeneration.
- Nutze Kältekammer-Anwendungen, um Haut und Gewebe zu straffen, Fettzellen abzubauen, Wassereinlagerungen zu reduzieren und Cellulite zu verbessern.